Schienbein · Einführung in die
Kieferorthopädie

Einführung in die Kieferorthopädie

Harald Schienbein

2. überarbeitete Auflage
mit 454 Abbildungen und
mehreren Tabellen

Urban & Schwarzenberg
München – Wien – Baltimore 1982

Anschrift des Verfassers:
Dr. Harald Schienbein, Zahnarzt für Kieferorthopädie, Schmittbachweg 3,
D-6290 Weilburg

CIP-Kurztitelaufnahme der Deutschen Bibliothek

Schienbein, Harald:
Einführung in die Kieferorthopädie / Harald Schienbein. – 2., überarb. Aufl. –
München; Wien; Baltimore : Urban und Schwarzenberg, 1982.
ISBN 3-541-08902-4

Alle Rechte, auch die des Nachdrucks, der Wiedergabe in jeder Form und der Übersetzung behalten sich Urheber und Verleger vor. Es ist ohne schriftliche Genehmigung des Verlages nicht erlaubt, das Buch oder Teile daraus auf fotomechanischem Weg (Fotokopie, Mikrokopie) zu vervielfältigen oder unter Verwendung elektronischer bzw. mechanischer Systeme zu speichern, systematisch auszuwerten oder zu verbreiten (mit Ausnahme der in den §§ 53, 54 URG ausdrücklich genannten Sonderfällen).
Printed in Germany.
Satz: Mühlberger, Augsburg, Druck: Georg Wagner, Nördlingen
© Urban & Schwarzenberg 1982.

ISBN 3-541-08902-4

Vorwort

Dieses nun in 2. überarbeiteter Auflage erscheinende Buch baut auf einem langjährig für den studentischen Unterricht verwendeten Skriptum auf, es wurde durch verschiedene Abbildungen und Textabschnitte gegenüber der 1. Auflage erweitert. Der umfangreiche und zunächst so unübersichtlich erscheinende Stoff des Faches ‚Kieferorthopädie' soll dabei in eine lerngerechte Systematik gebracht werden; bei diesem Bemühen, die Grundzüge kurz und übersichtlich abzuhandeln, mag vielleicht das eine oder andere Teilgebiet dem einzelnen zu gering vertreten erscheinen. Es soll damit vor allem ein Arbeitsrahmen geschaffen werden, der, unterstützt durch zahlreiche Abbildungen, durch ergänzendes Literaturstudium, Unterrichtswissen und klinische Erfahrungen dann zu einem Gesamtbild gedeihen kann.

Harald Schienbein

Weilburg, Sommer 1982

Inhalt

Vorwort

1.0	**Die Prophylaxe der Stellungsanomalien**	1
1.1	Die Gebißentwicklung	5
1.2	Die Hilfsmittel zur Zahnpflege	8
1.3	Die Anfärbung der Zahnbeläge	10
1.4	Die Fluor-Anwendung als prophylaktische Maßnahme	11
1.5	Die Schadfaktoren der Zahnpflege	14
1.6	Die Information und Motivation zur Zahnpflege	16
2.0	**Die Einteilung der Stellungsanomalien**	20
2.1	Die Einteilung der Stellungsanomalien nach Angle	20
2.2	Die Einteilung der Stellungsanomalien nach Korkhaus	21
2.3	Weitere Klassifikationen der Stellungsanomalien	22
3.0	**Die Okklusion und die Bißlage**	23
3.1	Der Neutralbiß (Regelbiß)	23
3.2	Die pathologischen Bißlagen	23
3.2.1	Der Distalbiß	23
3.2.2	Der Mesialbiß	24
3.3	Die Abweichungen zwischen Okklusion und Bißlage	24
4.0	**Die Diagnostik der Stellungsanomalien**	25
4.1	Der dreidimensionale Gebißbefund	26
4.1.1	Die Messung der Schneidezahnbreite	26
4.1.2	Die Transversal-Sollwerte	28
4.1.3	Die Sagittal-Sollwerte	28
4.1.4	Die Bestimmung der transversalen und sagittalen Ist-Werte	29
4.1.5	Die Bestimmung der Differenzwerte	29
4.1.6	Die Beurteilung vertikaler Zahnbogenveränderungen	29
4.1.7	Die Zahnkippung/Zahnwanderung	30
4.1.8	Die Kreuzbiß-Stellung einzelner Zähne oder Zahngruppen	30
4.1.9	Die Nonokklusion einzelner Zähne oder Zahngruppen	30
4.1.10	Die alveoläre/mandibuläre Mittellinienverschiebung	30
4.1.11	Der offene Biß	31
4.1.12	Der tiefe Biß	32
4.1.13	Die inzisale Stufe	33
4.2	Die röntgenologische Befunderhebung	33
4.2.1	Der Zahnfilm (Intraoralfilm)	34
4.2.2	Die Aufbißaufnahme (Okklusalfilm)	35
4.2.3	Die seitliche Kieferübersichtsaufnahme	36
4.2.4	Die Panorama-Vergrößerungsaufnahmen	37
4.2.5	Die Panorama-Schichtaufnahmen	37
4.2.6	Laterale, sagittale und axiale Schädelaufnahmen	40
4.2.7	Kiefergelenk-Aufnahmen	41
4.2.8	Laterale und sagittale Fernröntgenaufnahmen	41

4.2.9	Röntgenaufnahmen des Handskelettes	43
4.3	Die photographische Dokumentation	45
4.3.1	Anfangs-, Zwischen- und Abschlußphotos	45
4.4	Die kieferorthopädische Diagnose und die Erstellung des Behandlungsplanes	45
4.4.1	Die kieferorthopädische Diagnose	45
4.4.2	Der Behandlungsplan	50
4.4.3	Der Kostenplan	50
5.0	**Der Behandlungsbeginn**	50
5.1	Die Frühbehandlung	52
5.2	Die frühzeitige Behandlung	52
5.3	Die Spätbehandlung	52
6.0	**Die Klinik der Stellungsanomalien**	53
6.1	Die Progenie	53
6.1.1	Der progene Zwangsbiß	53
6.1.2	Die unechte Progenie	56
6.1.3	Die echte Progenie	57
6.2	Der Kreuzbiß	62
6.3	Der Deckbiß	64
6.4	Der genuine Distalbiß	67
6.5	Die Kompressionsanomalien (Kieferkompressionen)	68
6.5.1	Die Kieferkompression mit frontalem Engstand	68
6.5.2	Die Kieferkompression mit engstehender Protrusion	72
6.5.3	Die Kieferkompression mit lückiger Protrusion	76
6.6	Der offene Biß	78
6.6.1	Der lutschoffene Biß	78
6.6.2	Der rachitisch offene Biß	80
6.6.3	Der iatrogen offene Biß	82
6.6.4	Der traumatisch offene Biß	83
6.6.5	Der offene Biß infolge skelettaler Entwicklungsstörungen	85
6.7	Die Folgen vorzeitiger Zahnverluste	86
6.7.1	Der Eckzahnhochstand	90
6.8	Die sonstigen Stellungsanomalien	92
6.8.1	Die bialveoläre Protrusion und die bialveoläre Retrusion	92
6.8.2	Die Zahnretention und die Zahnkeimverlagerung	93
6.8.3	Die Überzahl und die Unterzahl von Zähnen	104
6.8.4	Das Mißverhältnis zwischen Zahn- und Kiefergröße	110
6.8.5	Das Diastema	114
7.0	**Die Behandlungsgeräte**	117
7.1	Die Plattengeräte	118
7.1.1	Die Transversalplatten	119
7.1.2	Die Sagittalplatten	120
7.1.3	Die Transversal-Sagittal-Platten	121
7.1.4	Die Plattengeräte für besondere Behandlungsaufgaben	121
7.1.5	Die Verankerungselemente (Halteelemente) der Plattengeräte	124
7.1.6	Die aktiven Elemente der Plattengeräte	125
7.2	Die funktionskieferorthopädischen Geräte	128

7.2.1	Der Aktivator	128
7.2.2	Die Konstruktionsbißnahme	129
7.2.3	Die Modifikationen des Aktivators	131
7.2.4	Die unterstützenden Behelfe des Aktivators	134
7.2.5	Die anderen funktionskieferorthopädischen Behandlungssysteme	136
7.3	Die abnehmbar-festsitzenden Geräte	138
7.3.1	Die schiefe Ebene	138
7.3.2	Die Crozat-Geräte	139
7.3.3	Der „Lip-Bumper"	139
7.4	Die festsitzenden Behandlungsgeräte	140
7.4.1	Die Kraftentwicklung und die Kraftübertragung	141
7.4.2	Die „kleinen festsitzenden Maßnahmen"	144
7.4.3	Der Lingualbogen	145
7.4.4	Die Multiband-Geräte	146
7.5	Die extraoralen Behelfe	149
7.5.1	Die Kopf-Kinn-Kappen	150
7.5.2	Die Kinnkappen mit vertikalen Stäben	150
7.5.3	Die Extensionsbehelfe	150
7.5.4	Der Gesichtsbogen (Headgear)	150
7.5.5	Die Gesichtsmasken	152
8.0	**Die Bißsperrung**	153
8.1	Die Dauer der Bißsperrung	153
8.2	Der Grad der Bißsperrung	154
9.0	**Das Eingliedern herausnehmbarer Behandlungsgeräte**	154
9.1	Das Einsetzen der Platten und funktionskieferorthopädischer Geräte	154
9.2	Das Einschleifen funktionskieferorthopädischer Geräte	155
9.2.1	Die transversalen Einschleifmaßnahmen (Aktivator)	155
9.2.2	Die sagittalen Einschleifmaßnahmen (Aktivator)	155
9.2.3	Die vertikalen Einschleifmaßnahmen (Aktivator)	157
9.2.4	Die Einschleifmaßnahmen zur Zahndrehung (Aktivator)	158
9.3	Das Einschleifen der Plattengeräte	158
10.0	**Die Handhabung der herausnehmbaren Geräte**	159
10.1	Die Gebrauchsanweisung für den Patienten	159
10.2	Die Kontrollsitzungen	159
10.3	Die Retentionsanwendung der Behandlungsgeräte	161
10.4	Das Rezidiv	162
10.5	Der Abschlußbefund	162
11.0	**Die Einschleifmaßnahmen am Gebiß**	163
12.0	**Die Extraktionstherapie**	163
12.1	Die symptomatischen Extraktionen (Ausgleichsextraktionen)	163
12.2	Die systematische Extraktionstherapie	163
12.2.1	Die Ausnahmen der Extraktionsregel	166
12.2.2	Die Indikationen zur Extraktionstherapie	167
12.2.3	Die Einschränkungen der Extraktionstherapie	168

13.0	**Die Zusammenarbeit zwischen Kieferchirurgie und Kieferorthopädie**	169
13.1	Die „kleine" Chirurgie	169
13.2	Die „großen" kieferorthopädischen Operationen	169
13.3	Die kieferorthopädische Behandlung von Kieferfrakturen	170
13.3.1	Die Frakturen im Gelenkbereich	170
13.3.2	Die Frakturen der Alveolarfortsätze und der Kieferkörper	171
13.3.3	Die Nachbehandlung anderer Unfallfolgen	171
13.4	Die Behandlung von Kiefergelenk-Erkrankungen	172
13.5	Die Behandlung von Kiefer-Gaumen-Spalten	172
14.0	**Die kieferorthopädische Technik**	174
14.1	Der Aktivator	174
14.2	Die Plattengeräte	176
14.3	Die Kunststoffverarbeitung	179
14.4	Die Geräteplanung	181
14.4.1	Die Selbstbehinderungen abnehmbarer Behandlungsgeräte	181
14.5	Die kieferorthopädischen Situationsmodelle	182
14.6	Die Laborhygiene	184
14.7	Die Reparaturen und Erweiterungen kieferorthopädischer Behandlungsgeräte	185
14.7.1	Die Reparaturen	185
14.7.2	Die Erweiterungen	186
14.7.3	Die Reinigungsmaßnahmen an Behandlungsgeräten	187
15.0	**Anhang**	188
15.1	Die Leistungspositionen der kieferorthopädischen Abrechnung	188
15.2	Bema-Bewertungssystem 119	190
15.3	Bema-Bewertungssystem 120	191
15.4	Kieferorthopädische Planungs- und Abrechnungsvordrucke	191
15.5	Gebißgesundheitliches Informationsmaterial	197
16.0	**Weiterführende Literatur**	198
16.1	Regelmäßig erscheinende kieferorthopädische Fachzeitschriften	201
17.0	**Register**	203

KIEFERORTHOPÄDIE =

Erkennung, Verhütung und Behandlung von Fehlbildungen des Kauorganes, von Zahnstellungs- und Bißanomalien sowie Kieferfehlbildungen, Deformierungen der Kiefer und des Gesichtsschädels (Weiterbildungsordnung LZKH 1979).

Prophylaxe	– – –	Verhütung von Entwicklungsstörungen des Gebisses – von Geburt an über die Nutzperiode des Milchgebisses bis zum Zahnwechsel; – während des Zahnwechsels und bis zur Nutzperiode des permanenten Gebisses.
Kiefer- orthopädische Behandlung	– – –	Herbeiführung morphologischer Veränderungen am Kauorgan zur Erzielung funktioneller Umstellungen.
Früh- Behandlung	– – –	in der Nutzperiode des Milchgebisses.
Frühzeitige Behandlung	– – –	in der I. Phase des Wechselgebisses (1. Molaren; Frontzähne); – in der II. Phase des Wechselgebisses (Prämolaren; Eckzähne; 2. Molaren).
Spät- Behandlung	– – –	ab 14. Lebensjahr, in der Nutzperiode des permanenten Gebisses.

1.0 DIE PROPHYLAXE DER STELLUNGSANOMALIEN

Der Früherkennung und ggf. Frühbehandlung von Entwicklungsstörungen des Kauorganes (Zähne; Kiefer; Kaumuskulatur; Schädelskelett) kommt in der Kieferorthopädie eine zentrale Stellung zu. In ihrer Entwicklung frühzeitig erkannte und in Richtung einer normalen Gebißentwicklung beeinflußte Stellungsanomalien ersparen umfangreiche, zeit- und kostenaufwendige spätere Behandlungen (Abb. 1–4).
Eine erfolgversprechende Durchführung der Prophylaxe setzt Kenntnise auf den Gebieten der
– allgemeinen körperlichen und geistigen Entwicklung des Kindes,
– Gebißentwicklung und ihrer möglichen Störungen,

Die Prophylaxe der Stellungsanomalien

- allgemeinen, konservierenden und chirurgischen Kinderzahnheilkunde,
- Kieferorthopädie in Diagnose und Therapie, besonders der Früherkennung und Frühbehandlung

voraus.

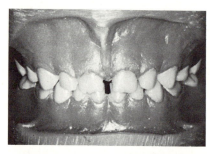

Abb. 1. Nutzperiode des intakten Milchgebisses (5. Lebensjahr)...

Abb. 1a.

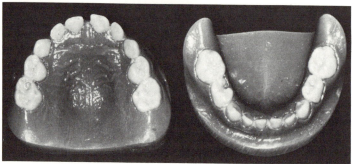

Abb. 1b.

Abb. 2.

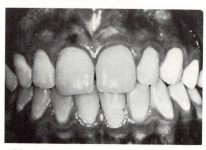

Abb. 2 – Abb. 4. ... und was daraus werden kann (12. Lebensjahr).

Abb. 3.   *Abb. 4.*

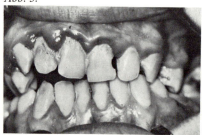 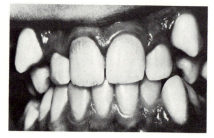

Die kieferorthopädische Prophylaxe umfaßt verschiedene, in Tabelle 1 dargestellte Maßnahmen zur Steuerung der Gebißentwicklung.

Tabelle 1. Prophylaxemaßnahmen

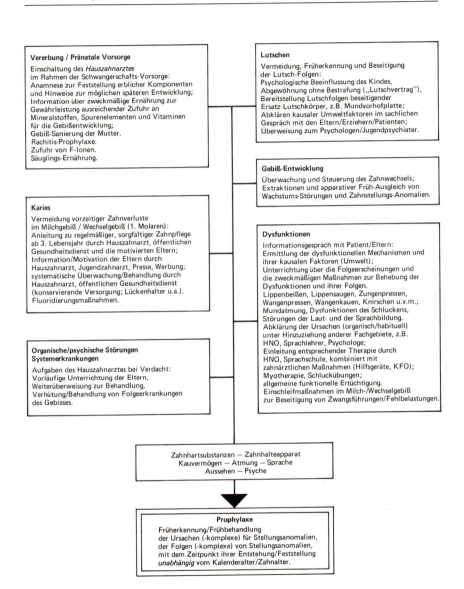

Die Prophylaxe der Stellungsanomalien

Tabelle 2. Zeitplan und Koordination gebißgesundheitlicher Prophylaxe beim Kind und beim Jugendlichen

	Schwangerschaft	1./2. Lebensjahr	3./4. Lebensjahr	5./6. Lebensjahr	7.–18. Lebensjahr
Schwangerenberatung	ooooooooooooo				
Frauenarzt	oooooooooooooo				
Kinderarzt		xxxxxxxxxxxxx	xxxxxxxxxxxx		
Zahnarzt		/////////////////////	/////////////	/////////////////	/////////////////
Schulzahnarzt			////////////	/////////////////	/////////////////
Kindergarten			============	=======	
Schule				••••••••••••	••••••••••••••
Beratung		ooo ooo /////////// xxxxx	/// === xxx	// === •• xx /////	••• /////////////
Ernährung		ooo ooo /////////// xxxxxx	///////////////	/////////////////	••• /////////////
Mundhygiene		ooo ooo //////////////////	/////////////////	/////////////////	/////////////////
1. Zahnbürste			/////////////		
Zahnreinigung			///// ===	/// === •••	••• /////////////
1. zahnärztl. Untersuchung			///// ===		
Zahnärztl. Untersuchungen				/////////////////	/////////////////
Merkblätter		ooo ooo//// ///// xxxxx	///// ===	///// === •••	••• /////////////
Fluortabletten (vgl. 1.4)		ooooo ///// xxxxx	///// ===	///// === •••	••• /////////////
Fluortouchierungen				/////////////////	/////////////////
Vitamin D – 1000 I.E.		xxxxxxxxxxxx			

Die Gebißentwicklung

Dabei sollte die Gebißentwicklung in den verschiedenen Entwicklungs- und Altersstufen des Kindes von mehreren Seiten überwacht werden; es sollte eine systematische Durchführung ähnlich dem Zeitplan der Tabelle 2 angestrebt werden.

1.1 Die Gebißentwicklung

Die Mineralisation der Zähne des Milchgebisses und des bleibenden Gebisses erfolgt über verschiedene Altersstufen und in mehreren Phasen (Abb. 5). Das Milchgebiß stellt sich durchschnittlich zwischen dem 6. und dem 24. Lebensmonat ein, es umfaßt 20 Zahneinheiten:

55	54	53	52	51	61	62	63	64	65
85	84	83	82	81	71	72	73	74	75

Das vollständige bleibende Gebiß erscheint durchschnittlich zwischen dem 6. und dem 24. Lebensjahr, der Zahndurchbruch kann im Unterkiefer bis zu 6 Monate früher als im Oberkiefer stattfinden. Die Einstellung der bleibenden Zähne erstreckt sich ebenfalls über mehrere Alters- und Entwicklungsabschnitte, sie läuft in verschiedenen Phasen ab (Abb. 6):

Die I. Phase des Zahnwechsels umfaßt die Einstellung der ersten Molaren und der Schneidezähne, durchschnittlich zwischen dem 6. und dem 8. Lebensjahr (Abb. 7).

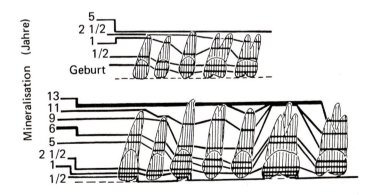

Abb. 5. Mineralisationsphasen des Milchgebisses (oben) und des bleibenden Gebisses (unten).

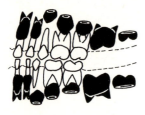
Nutzperiode Milchgebiß

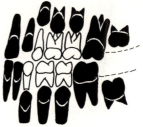
Zahnwechsel - I. Phase

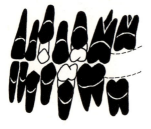
Zahnwechsel - II. Phase

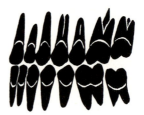
Nutzperiode Bleibendes Gebiß

Abb. 6. Die Phasen des Zahnwechsels.

Die II. Phase des Zahnwechsels erstreckt sich auf die Einstellung der Prämolaren (Umbau der Stützzonen) und der Eckzähne, sie findet ihren Abschluß mit dem Durchbruch der 2. Molaren, durchschnittlich im 12. Lebensjahr (Abb. 8). Das bleibende Gebiß umfaßt damit 28 Zahneinheiten:

17	16	15	14	13	12	11	21	22	23	24	25	26	27
47	46	45	44	43	42	41	31	32	33	34	35	36	37

Die Einstellung der Weisheitszähne mit Vervollständigung des Gebisses auf maximal 32 Zahneinheiten erfolgt unregelmäßig; sie wird sich etwa bis zum 24. Lebensjahr erstrecken.

Abweichungen bis zu einem Jahr von den Standard-Durchbruchszeiten können noch als normal bezeichnet werden. Häufig treten auch Abwei-

Die Gebißentwicklung

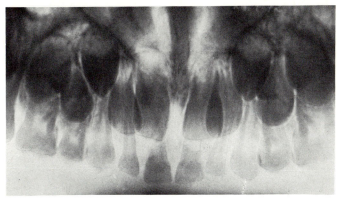

Abb. 7a. Beginnende Einstellung der mittleren Schneidezähne mit Wurzelresorptionen an 51 und 61.

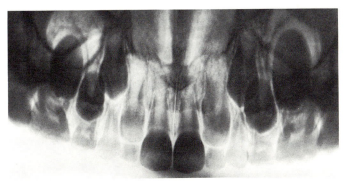

Abb. 7b. Beginnender Durchbruch der seitlichen Schneidezähne.

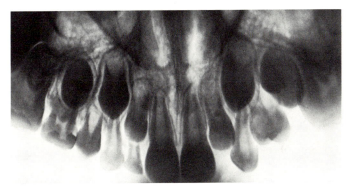

Abb. 7c. Atypischer Zahnwechsel mit vorzeitigem Durchbruch 14, 24; vorzeitiger Verlust 65.

Abb. 7. Die 1. Phase des Zahnwechsels; Panorama-Vergrößerungsaufnahmen mit projektorischen Verzeichnungen (vgl. 4.2.4).

Abb. 8. Die 2. Phase des Zahnwechsels.

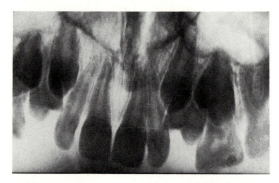

Abb. 8a. Gestörter Zahnwechsel durch vorzeitige Verluste 53, 63: enge Keimlage.

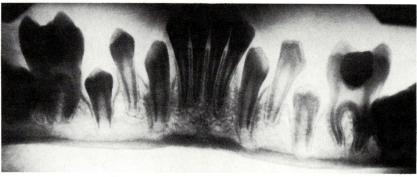

Abb. 8b. Zahnwechsel im Unterkiefer; 36, 46 tief gefüllt.

chungen von der folgenden, normalen Durchbruchsreihenfolge der bleibenden Zähne auf:

Oberkiefer: 6 – 1 – 2 – 4 – 5 – 3 – 7 – 8.
Unterkiefer: 6 – 1 – 2 – 3 – 4 – 5 – 7 – 8 oder
  6 – 1 – 2 – 4 – 3 – 5 – 7 – 8.

1.2 Die Hilfsmittel zur Zahnpflege

Sie dienen der
– Reinigung der Zähne (Belagentfernung),
– Gesunderhaltung der Gingiva,
– spezifischen Vorbeugung (F),
– Anwendung spezifischer Heilmittel.

Die Hilfsmittel zur Zahnpflege

Man unterscheidet:
- Zahnpflegemittel als Pasten, Pulver oder Lösungen;
- Zahnpflegegeräte in Form der Handzahnbürsten, der elektrischen Zahnbürsten und der Mundspül- und Massagegeräte (Abb. 9);
- Hilfsmittel als Interdentalreiniger, Zahnseide und andere Behelfe, Zahnputzuhren, Zahnputzanleitungen, Färbemittel zur Belagdarstellung, Reinigungsmittel für kieferorthopädische Geräte (Abb. 10–14);
- Nahrungs-/Genußmittel mit reinigender oder massierender Wirkung, wie Äpfel, Nüsse, Kaugummi u. a.

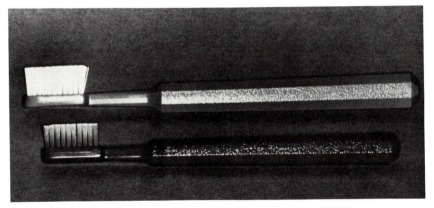

Abb. 9. Geeignete Zahnbürste mit 8eckigem Griff zur erleichterten Drehbewegung.

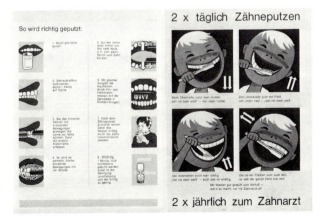

Abb. 10. Merkblätter zum Thema ‚Zahnpflege'.

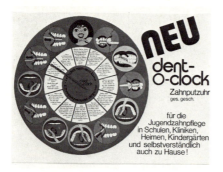 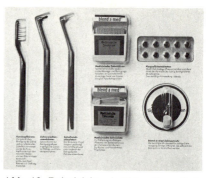

Abb. 11. Zahnputz-Uhr.

Abb. 12. Beispiel für ein Zahnpflege-‚Set'; für die Zahnpflege des Kindes genügen Zahnbürste, Färbetabletten und die 3-Minuten-Sanduhr.

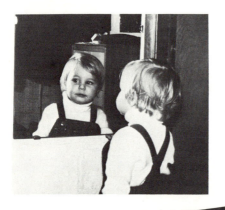

Abb. 13. Kindergerecht angebrachter Kontrollspiegel zur Erlernung und Eigenkontrolle der Zahnpflege.

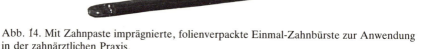

Abb. 14. Mit Zahnpaste imprägnierte, folienverpackte Einmal-Zahnbürste zur Anwendung in der zahnärztlichen Praxis.

1.3 Die Anfärbung der Zahnbeläge

Die Verfahren der Belagentdeckung ergänzen die Zahnpflege (Abb. 15 und 16). Als Farbstoffe können verwendet werden:
Heidelbeersaft – Fuchsin – Erythrosin – UV-Fluoreszine. Sie werden als Lösungen, als Kautabletten oder als Bestandteil von Zahnpasten angewandt.
Die Belagdarstellung erfolgt als
– Putzfärbung vor dem Zähneputzen,
– Kontrollfärbung nach dem Zähneputzen
durch den Patienten selbst, durch seine Eltern, in der Schule (Zahnputz-

Abb. 15. Belagdarstellung durch Färbetabletten.

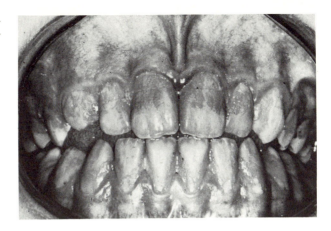

räume) oder in der zahnärztlichen Praxis. Die einfache Aushändigung von Färbetabletten ohne gleichzeitige systematische Kontrollen bleibt vielfach wirkungslos. Ebenso wird ein Hinweis „Färbetabletten sind in der Apotheke erhältlich" nur einen Teil der Patienten zur regelmäßigen weiteren Anwendung veranlassen.

Bei Informationsgesprächen mit dem Patienten über Zahnpflege darf mit geeignetem Informationsmaterial (Wert des häuslichen Nachlesens) sowie mit Mustern (Zahnbürsten, Zahnpasten, Färbetabletten) nicht gespart werden. Informationsgespräche und Zahnputzunterricht sollten ohne Zeitdruck stattfinden, Gruppenunterricht der Kinder ist zweckmäßig. Die nachgehenden Kontrollen hingegen sind bei jedem Kind einzeln vorzunehmen. Dabei können Schutzbehauptungen der Kinder (Eltern) bezüglich regelmäßiger Zahnpflege durch den Nachweis von Zahnbelägen widerlegt werden.

1.4 Die Fluor-Anwendung als prophylaktische Maßnahme

Anorganische und organische Fluorverbindungen führen durch Langzeitanwendung bei bestimmten Populationsgruppen zu einer deutlichen Kariesreduktion. Für einen wirksamen F-Ionen-Austausch sind die Dosierung und der Zeitfaktor der Anwendung von Bedeutung; hohe Fluor-Dosen mit kurzer Einwirkungszeit und wenigen Anwendungen bewirken kaum einen dauerhaften Schutz des Zahnschmelzes. Ebenso bleiben geringe F-Zusätze zahnärztlicher Materialien mit Kurzzeit-Anwendung oftmals in ihrer Wirkung fragwürdig.

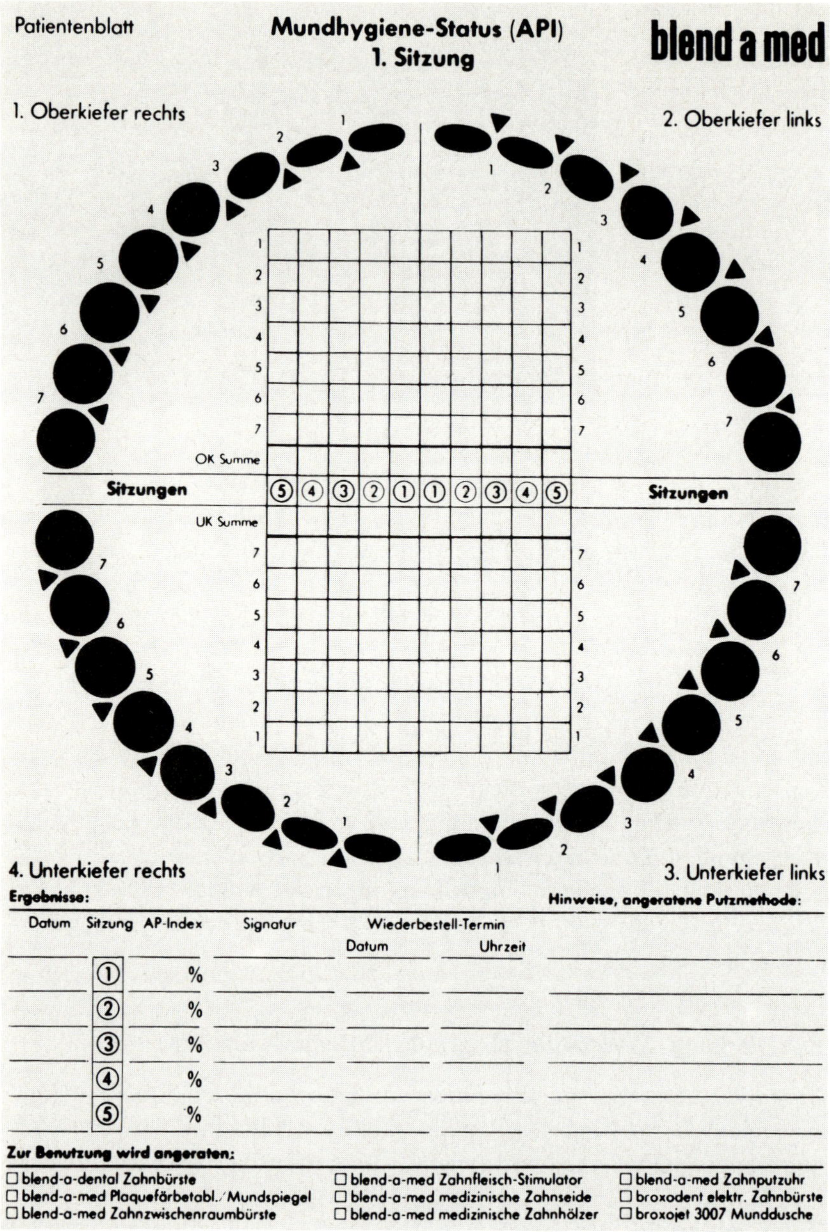

Die Prophylaxe der Stellungsanomalien

Abb. 16. Untersuchungsblatt des „Mundhygiene-Status" (blend-a-med) zur Überprüfung der Zahnpflege mit Hilfe der Belagdarstellung in der Praxis.

Die Fluor-Anwendung als prophylaktische Maßnahme

Als Fluor-Träger kommen in Frage:
– Trinkwasser, Kochsalz, Nahrungsmittel;
– Lutschtabletten

Fluortabletten (z. B. „Zymafluor")	0.25 mg täglich	0.7 mg täglich	1.0 mg täglich
0–1 Jahr	•		
2.+3. Jahr	••		
4.+5. Jahr		•	
ab 6. Jahr			•

– Lösungen, Lacke oder Gele zum Einpinseln oder Einbürsten, Anwendung in der zahnärztlichen Praxis;
– Zahnpasten und Mundwasser mit Langzeit-Anwendung.

Die Anwendung des Fluors kann erfolgen:
– Unbewußt durch Fluoridierung von Trinkwasser oder Nahrungsmitteln;
– eigenverantwortlich durch den Patienten, z. B. bei der täglichen Zahnpflege; der Anwendung hat eine entsprechende Information und Motivation (s. u.) voranzugehen;
– in der zahnärztlichen Praxis als Prophylaxe- oder Behandlungsmaßnahme;
– als Reihenanwendung in der Jugendzahnpflege zu bestimmten Terminen oder als Daueraktion unter Kontrolle der Kindergärtnerinnen/Lehrer.

Die Information und Motivation des Patienten zur Zahnpflege sowie zur Fluor-Anwendung sollte mehrschichtig erfolgen:
– Hauszahnarzt;
– Öffentlicher Gesundheitsdienst (Jugendzahnpflege, Kindergärtnerinnen, Lehrer);
– pharmazeutische Industrie mit Laienwerbung, Ärztewerbung, Apothekenwerbung;
– Pressemedien;
– Krankenkassen als Kostenträger der infolge unzureichender Prophylaxe notwendigen Behandlungsmaßnahmen.

Kindern sind für die häusliche Anwendung nur solche F-Präparate zu verordnen, die auch bei Verschlucken in größeren Mengen keine Intoxikationen auslösen können. Die Anwendung hochdosierter Lösungen oder

Gele (1x/Woche) ist auf den Praxisbereich zu beschränken. Die Lackverfahren eignen sich zudem aus technischen Gründen nicht für eine häusliche Anwendung.

Eine regelmäßige Fluor-Applikation in der zahnärztlichen Praxis gibt dem Behandler zudem Gelegenheit, sich gleichzeitig in bestimmten Zeitabständen von der sorgfältigen Zahnpflege zu überzeugen, kariöse Prozesse oder Störungen der Gebißentwicklung frühzeitig zu erkennen und das Kind erneut zu motivieren.

1.5 Die Schadfaktoren der Zahnpflege

Das Betreiben einer sinnvollen Prophylaxe und die Unterrichtung des Patienten erfordern Kenntnisse über Schadwirkungen durch
– falsche Anwendung der Geräte und Hilfsmittel zur Zahnpflege,
– unzureichende oder unzweckmäßige Zahnpflegemittel, Geräte und Hilfsmittel,
– übermäßige Anwendung der Zahnpflege oder einzelner Mittel,
– Schadstoffe, wie z. B. Schleifmittel, Detergentien, desinfizierende Zusätze u. a.

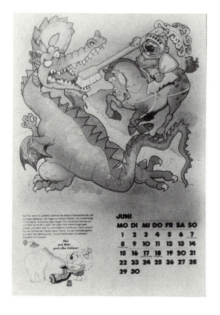

Abb. 17. Motivation zur Zahnpflege durch Plakate, Kalender und Aufkleber.

Abb. 17 a

Abb. 17 b

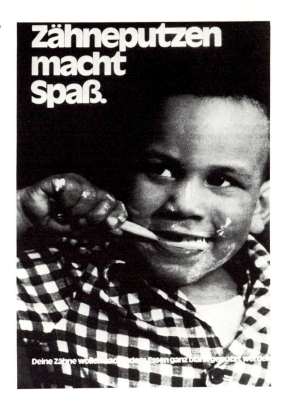

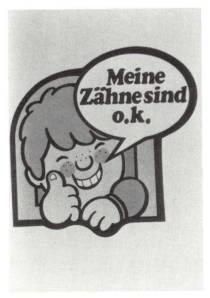

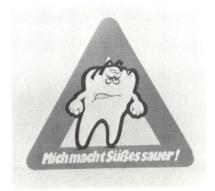

Abb. 17 c

Die Prophylaxe der Stellungsanomalien

1.6 Die Information und Motivation zur Zahnpflege

Das einzelne Kind und seine Eltern, bestimmte Zielgruppen der Bevölkerung und die Gesamtbevölkerung können unter Einsatz verschiedenartiger Mittel (Abb. 17–24) durchaus wirksam zum Thema der Zahnpflege, der Gebißgesundheit und ihrer weitreichenden Auswirkungen informiert und motiviert werden. Hierzu ist eine konsequente Durchführung über lange Zeit erforderlich, entsprechende Initiativen und die Bereitstellung erheblicher finanzieller Mittel sind weitere Voraussetzungen für einen Erfolg solcher Maßnahmen. Gesetzliche Regelungen zur Jugendzahnpflege bestehen z. Zt. in den Bundesländern Schleswig-Holstein (1966) und Baden-Württemberg (1975).

Die Bevölkerung sollte mehrschichtig und unter verschiedenen Gesichtspunkten von
– Hauszahnärzten und Hausärzten,
– den Organen des Öffentlichen Gesundheitsdienstes,
– Kindergärten und Schulen,
– den Pressemedien,
– den Krankenkassen
angesprochen werden.

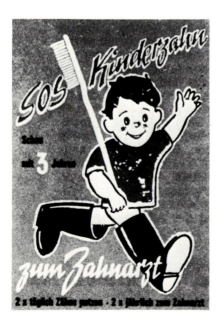

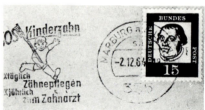

18 b.

Abb. 18. Motivation zur Zahnpflege durch Briefaufkleber und Werbestempel der Post.

18 a.

Die Information und Motivation zur Zahnpflege

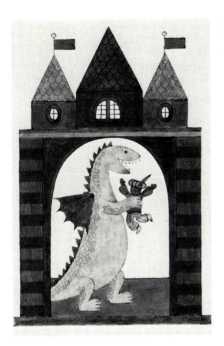

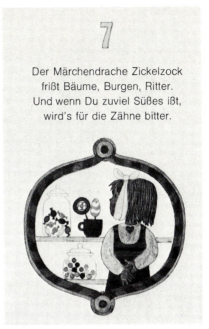

Abb. 19a (DAK).

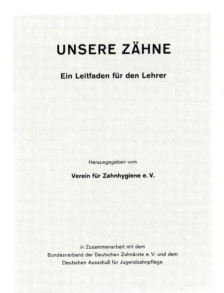

Abb. 19b.

Abb. 19c.

Abb. 19. Beispiele für Informations- und Motivationsbroschüren.

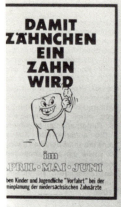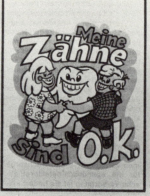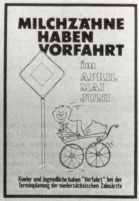

Abb. 19 d

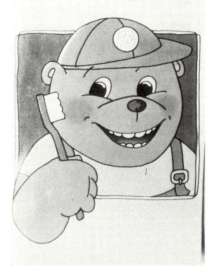

Abb. 19 e. ‚Teddy-Putz', inzwischen landesweit bekannte Symbolfigur der von der Landeszahnärztekammer Hessen mit einem Bus durchgeführten Informationsveranstaltungen zum Thema ‚Zahngesundheit'.

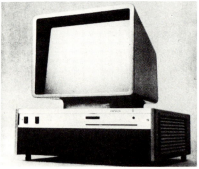

Abb. 20. Einsatz von Diapositivserien und bandgespeichertem Fernsehbild zur Information des Patienten in der Praxis.

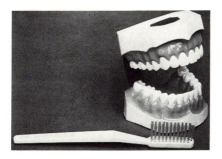

Abb. 21. Demonstrationsgerät zum Zahnpflegeunterricht im Kindergarten, in der Schule oder in der Praxis.

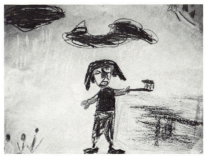

Abb. 22. Kinder malen – bildhafte Verarbeitung des im Zahnputzunterricht Gelernten.

Abb. 23. Zahnpflege-Plätze für die zahnärztliche Praxis.

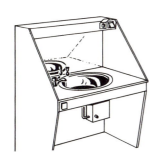

Abb. 23 a. *„Mundhygiene-Center" (blend-a-med)*.

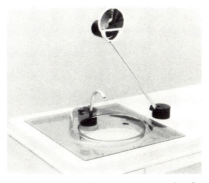

Abb. 23 b. *Zahnpflege- und Unterrichtsplatz (Cacan)*.

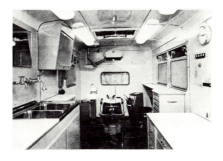

Abb. 24. Mobile zahnärztliche Untersuchungs- und Behandlungseinheit (Omnibus) des Öffentlichen Gesundheitsdienstes.

2.0 DIE EINTEILUNG DER STELLUNGSANOMALIEN

Die systematische Einteilung der Stellungsanomalien der Zähne sowie der Bißlageanomalien dient ihrer kurzgefaßten Beschreibung. Hierbei sind transversale, sagittale und vertikale Veränderungen der Zahnstellung, der Zahnbogenform, der Unterkieferlage und der Lage des Gebisses zum Schädel zu beurteilen (Abb. 25).

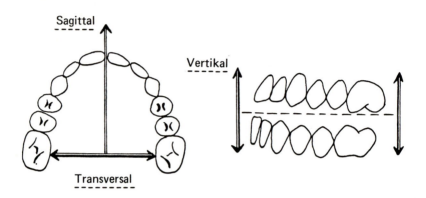

Abb. 25. Die räumliche Orientierung bei der Beurteilung und Beschreibung der Stellungsanomalien der Zähne und der Bißlageanomalien.

2.1 Die Einteilung der Stellungsanomalien nach Angle

Die Angle-Klassifizierung faßt Anomalien unterschiedlicher Entstehung und verschiedenartiger morphologischer Besonderheiten in drei Klassen zusammen:

Klasse I: – Stellungsanomalien der Zähne bei Neutralbiß.
Klasse II: – Stellungsanomalien der Zähne bei Distalbiß;
II/1: – Stellungsanomalien mit Spitzfront;
II/2: – Stellungsanomalien mit Steilstand/Flachfront;
„reine Klasse II": – Distalverzahnung ohne Fehlstellung der Frontzähne;
II/rechts-links: – Stellungsanomalien mit einseitigem Distalbiß.
Klasse III: – Stellungsanomalien der Zähne bei Mesialbiß.

2.2 Die Einteilung der Stellungsanomalien nach Korkhaus

Die Korkhaus-Systematik stellt eine gebräuchliche Grundlage der fachlichen Verständigung und der Didaktik im deutschsprachigen Raum dar. Es werden acht Gruppen von Zahnstellungsanomalien beschrieben:

1. Progenie
   - Progener Zwangsbiß
   - Unechte Progenie
   - Echte Progenie
2. Kreuzbiß
   - Einseitiger Kreuzbiß
   - Doppelseitiger Kreuzbiß
3. Deckbiß
   - Form I, II und III
4. Genuiner Distalbiß
5. Kompressionsanomalien (Kieferkompressionen)
   - Kieferkompression mit frontalem Engstand, Form I – Form VI
   - Kieferkompression mit engstehender Protrusion
   - Kieferkompression mit lückiger Protrusion
6. Offener Biß
   - Lutschoffener Biß
   - Rachitisch offener Biß
7. Folgen vorzeitiger Zahnverluste
8. Sonstige Anomalien
   - Bialveoläre Protrusion/bialveoläre Retrusion
   - Zahnkeimverlagerung
   - Überzahl und Unterzahl von Zähnen
   - Mißverhältnis zwischen Zahn- und Kiefergröße
   - Diastema

Bei der Entstehung der Stellungsanomalien spielen vielfach neben verschiedensten Umweltfaktoren erbliche Einflüsse eine – bei der Therapieplanung und bei der Prognose nicht zu vernachlässigende – Rolle. Erbbedingte Anomalien können innerhalb einzelner Familien mit folgenden durchschnittlichen Häufigkeiten auftreten (ENDRIS):

Distalbiß	87 %	Eckzahnverlagerung	20 %
Progenie	85 %	Zahnunterzahl	39 %
Deckbiß	85 %	Diastema	79 %
Engstände	50 %		

2.3 Weitere Klassifikationen der Stellungsanomalien

Neben der Einteilung nach Angle oder nach Korkhaus kennt man weitere Einteilungsschemen; diese beschreiben eine Stellungsanomalie z. B. nach
- ihrer Lokalisation im dento-alveolären oder im skelettalen Bereich;
- der Art der betroffenen Gewebe;
- der funktionellen Situation bei Unterkiefer-Fehllagen;
- den Stellungsbeziehungen der Zähne zur Kauebene und den Achsenrichtungen der Zähne.

Bei diesen Einteilungen handelt es sich zumeist nicht um vollständige „Diagnosen". Vielmehr findet man am einzelnen Fall in der Regel Kombinationen und Überlagerungen verschiedener Stellungsanomalien, die zudem noch von zahlreichen individuellen Faktoren der Umwelt und der Gebißfunktion sowie von erblichen Momenten mitbestimmt werden. Die einzelnen festgestellten Befunde sind nach Befunderhebung stets nach Ätiologie, Schwierigkeitsgraden und Prognose einzuordnen. Zu didaktischen Zwecken erscheint es allerdings primär sinnvoll, Klassifikationen obiger Art zu erstellen, um damit das zunächst so unübersichtlich erscheinende Fachgebiet transparenter zu machen.

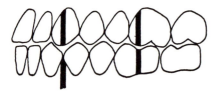

Abb. 26. Neutralbiß bei neutraler Okklusion.

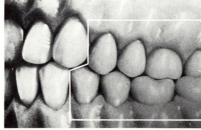

Abb. 28. Neutralokklusion und Neutralbißlage im bleibenden Gebiß: Kreuzbiß im Bereich des 27.

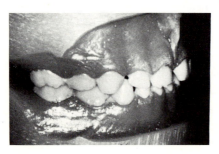

Abb. 27. Neutralokklusion und Neutralbißlage während der Nutzperiode des Milchgebisses: tiefer Überbiß durch physiologische Abrasion der Milchzahn-Stützzonen im 5. Lebensjahr.

3.0 DIE OKKLUSION UND DIE BISSLAGE

Okklusion = Stellung der Zähne zueinander.
Man beschreibt – isoliert betrachtet – die Okklusionsstellung der Eckzähne und der ersten Molaren des Oberkiefers zu den Eckzähnen und den ersten Molaren des Unterkiefers.

Bißlage = Stellung der Kiefer zueinander.
Angegeben werden die sagittalen und transversalen Lagebeziehungen des Unterkiefers zum Oberkiefer, erkennbar an der Stellung der Eckzähne und der ersten Molaren zueinander, unter Berücksichtigung möglicher Okklusionsverschiebungen (vgl. 3.1–3.3).

3.1 Der Neutralbiß (Regelbiß)

Der Neutralbiß (Abb. 26–28) ist die normale, bei kieferorthopädischen Behandlungen anzustrebende und kaufunktionell optimale Lagebeziehung des Unterkiefers zum Oberkiefer und zum Gesamtschädel.
Im Neutralbiß (n) okkludieren bei vollständigen Zahnreihen die mesiobukkalen Höcker der 16 und 26 mit den Bukkalfissuren der 36 und 46 sowie die Spitzen der 13 und 23 mit den Interdentalräumen 33–34 und 43–44.

3.2 Die pathologischen Bißlagen

3.2.1 *Der Distalbiß*
Der Unterkiefer weicht einseitig oder beidseitig nach distal von seiner Neutrallage ab (Abb. 29):
– Um $^{1}/_{2}$ Prämolarenbreite ($^{1}/_{2}$ Pb distal = $^{1}/_{2}$ d), es besteht eine Höcker-Höcker-Verzahnung der Eckzähne und der ersten Molaren.

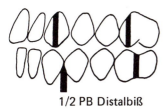
1/2 PB Distalbiß

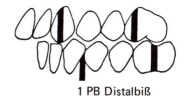
1 PB Distalbiß

Abb. 29. Distale Bißlagen.

Die Okklusion und die Bißlage

– Um 1 Prämolarenbreite (1 Pb distal = 1 d), hier besteht eine Okklusion der mesio-bukkalen Höcker der 16 und 26 mit den Interdentalräumen 35–36 und 45–46; die Spitzen der 13 und 23 okkludieren mit den Interdentalräumen 32–33 und 42–43.

3.2.2 Der Mesialbiß

Der Unterkiefer weicht einseitig oder beidseitig nach mesial von seiner Neutrallage ab (Abb. 30):

– Um $^1/_2$ Prämolarenbreite ($^1/_2$ Pb mesial = $^1/_2$ m), man findet eine Okklusion der mesio-bukkalen Höcker der 16 und 26 mit den disto-bukkalen Höckern der 36 und 46; die Spitzen der 13 und 23 okkludieren mit den bukkalen Höckern der 34 und 44.
– Um 1 Prämolarenbreite (1 Pb mesial = 1 m), es besteht Okklusion der mesio-bukkalen Höcker der 16 und 26 mit den Interdentalräumen 36–37 und 46–47; die Spitzen der 13 und 23 okkludieren mit den Interdentalräumen 34–35 und 44–45.

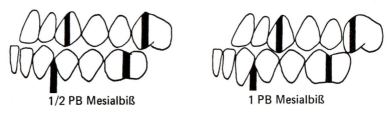

1/2 PB Mesialbiß   1 PB Mesialbiß

Abb. 30. Mesiale Bißlagen.

3.3 Die Abweichungen zwischen Okklusion und Bißlage

Okklusion und Bißlage können, sie müssen aber nicht in jedem Fall übereinstimmen (Abb. 31). Durch Zahnwanderungen/Zahnkippungen treten distale oder mesiale Okklusionen auf, nach rekonstruktiver Lückenöffnung besteht aber Neutralbiß. Ebenso erscheint eine neutrale Bißlage im Wechselgebiß durch die unterschiedliche Breite von Milchmolaren und Prämolaren mit der daraus entstehenden Distalokklusion der ersten Molaren als Distalbiß. Die Einstellung der ersten Molaren in neutrale Okklusion bei unverändert neutraler Bißlage erfolgt nach dem Durchbruch der 35 und 45 durch Mesialwanderung der 36 und 46.

Bei der Bestimmung der Bißlage ist stets rekonstruktiv zu klären, welche Zähne oder Zahngruppen in welche Richtung gewandert sind und damit zu Differenzen zwischen den Okklusionsbeziehungen der Zähne und der Bißlage geführt haben:

Die Abweichung zwischen Okklusion und Bißlage

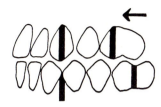 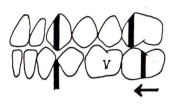

Neutralbiß: Distalokklusion der ersten Molaren infolge Nichtanlage des 25.

Neutralbiß: Distalokklusion der ersten Molaren im Wechselgebiß durch Überbreite des 75.

Abb. 31. Okklusion und Bißlage.

– Kippung/Wanderung von Seitenzähnen längs des Zahnbogens nach mesial oder nach distal;
– Kippung/Wanderung von Frontzähnen längs des Zahnbogens nach den Seiten, mit Überschreitung der Mittellinien.

Der Eckzahnraum ist als „Pufferzone" anzusehen; die Eckzähne selbst erweisen sich, wenn sie sich auf ihrem langen Durchbruchsweg erst der Zahnreihe genähert haben, als sehr lagestabil.

Neben der Bißlagebestimmung aus der Okklusion ist es in vielen Fällen erforderlich, mit Hilfe des seitlichen Fernröntgenbildes des Schädels (vgl. 4.2) die Lagebeziehungen des Unterkiefers und des Oberkiefers zueinander sowie zum Schädelskelett (Schädelbasis) zu bestimmen.

4.0 DIE DIAGNOSTIK DER STELLUNGSANOMALIEN

Zur Befunderhebung, zur Diagnosestellung und prognostischen Beurteilung sowie zur Erstellung des Behandlungsplanes (Behandlungsmaßnahmen; Behandlungsdauer) werden folgende Planungsunterlagen benötigt:
– Erhebung der Anamnese,
– eingehende klinische Untersuchung,
– Situationsmodelle,
– röntgenologische Gesamtübersicht des Gebisses und der umgebenden Schädelstrukturen,
– Röntgenaufnahmen zur metrischen Analyse des Schädels,
– Röntgenaufnahmen zur Analyse des Entwicklungsstandes und zur Wachstumsprognose,
– photographische Dokumentation.

4.1 Der dreidimensionale Gebißbefund

Die Längen- und Breitenentwicklung der Zahnbögen ist im normalen Gebiß der Breite der oberen Schneidezähne direkt proportional. Allerdings ist keine Normierung möglich, da zahlreiche individuelle genetische und funktionelle Faktoren auf die Entwicklung der Zahnbögen Einfluß nehmen. Abweichungen von diesen Sollwerten einer normalen Gebißentwicklung lassen sich mit dem von Korkhaus modifizierten Pontschen Index erkennen; dieser basiert auf der Summe der Breiten der 4 oberen Schneidezähne (S. I.).

Die Vermessung der Situationsmodelle (Studienmodelle) kann mit dem von Korkhaus angegebenen „Orthodontischen Besteck" vorgenommen werden; es umfaßt Stechzirkel, dreidimensionalen Zirkel, orthodontisches Kreuz mit Millimeter-Netz sowie die Orthometer-Tabelle.

Die sich aus dreidimensionalen Modellvermessungen ergebenden Werte sollten bei der Fallbeurteilung und bei der Behandlungsplanung nicht absolut bewertet werden. Sie können vielmehr unter Berücksichtigung der anderen fallbezogenen Befunde nur Hinweise zur Entstehung, zur Therapie und zur Prognose einer Stellungsanomalie der Zähne liefern.

Das Meßverfahren zur Modellauswertung nach dem modifizierten Pontschen Index gliedert sich in mehrere Abschnitte:

4.1.1 Die Messung der Schneidezahnbreite

Man nimmt eine Breitenmessung des mittleren und des seitlichen Schneidezahnes einer Oberkieferseite mit dem Stechzirkel vor; die Verdoppelung dieser Meßwerte ergibt die Summe der Breiten der oberen Inzisivi (S. I.) in Millimetern (Abb. 32):

$$S.\,I. = (Breite\ 1 + Breite\ 2) \cdot 2$$

Falls die seitlichen Schneidezähne im Oberkiefer (noch) nicht vorhanden sind und damit nicht meßbar sind, erhält man die Breitenwerte für die

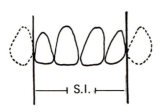

Abb. 32. Bestimmung der Schneidezahnbreite.

Tabelle 3. Sagittal- und Transversal-Sollwerte (mm) normaler Zahnbögen nach dem modifizierten Pontschen Index.

S.I. = Schneidezahnbreiten.
LO = Länge des Oberkiefers.
LU = Länge des Unterkiefers.
4/4 und 6/6 = Breiten der Zahnbögen im Bereich der ersten Prämolaren und der ersten Molaren.

S.I.	LO	LU	4/4	6/6
27.0	16.0	14.0	32.0	41.5
27.5	16.3	14.3	32.5	42.3
28.0	16.5	14.5	33.0	43.0
28.5	16.8	14.8	33.5	43.8
29.0	17.0	15.0	34.0	44.5
29.5	17.3	15.3	34.7	45.3
30.0	17.5	15.5	35.5	46.0
30.5	17.8	15.8	36.0	46.8
31.0	18.0	16.0	36.5	47.5
31.5	18.3	16.3	37.0	48.5
32.0	18.5	16.5	37.5	49.0
32.5	18.8	16.8	38.2	50.0
33.0	19.0	17.0	39.0	51.0
33.5	19.3	17.3	39.5	51.5
34.0	19.5	17.5	40.0	52.5
34.5	19.8	17.8	40.5	53.0
35.0	20.0	18.0	41.2	54.0
35.5	20.5	18.5	42.0	54.5
36.0	21.0	19.0	42.5	55.5

Bei S.I.-Werten über 36.0 mm werden die Differenzwerte auf S.I.=36.0 bezogen.

seitlichen Schneidezähne, indem man von der Breite des mittleren Schneidezahnes 2 mm Standard-Breitendifferenz abzieht:

Breite 2 = Breite 1–2 mm

Bei Fehlen aller oberen bleibenden Schneidezähne wird der S.I.-Wert aus der Breite der unteren Schneidezähne bestimmt:

$$S.I. = \frac{(Breiten\ 32, 31, 41, 42) \cdot 4}{3}$$

Die so ermittelten S.I.-Werte stellen die Basis zur Bestimmung der zugehörigen Längen- und Breiten-Sollwerte der betreffenden Zahnbögen bei normaler Gebißentwicklung dar. Zunächst werden die gemessenen S.I.-Werte im Behandlungsplan-Vordruck eingetragen und zugleich auf der Orthometer-Tabelle des Meßbesteckes eingestellt. Aus der Tabelle erge-

Die Diagnostik der Stellungsanomalien

ben sich nun die der jeweiligen Schneidezahnbreite zugeordneten Zahnbogen-Sollwerte der Transversalen und der Sagittalen. Diese werden ebenfalls im Behandlungsplan-Vordruck an den dafür vorgesehenen Stellen eingetragen.
Tabelle 3 gibt die Sollwerte des modifizierten Pontschen Index wider.

4.1.2 *Die Transversal-Sollwerte*
Sie beschreiben
– die transversale Breite des normalen Oberkiefers zwischen 14 und 24 sowie zwischen 16 und 26 an den definierten Meßpunkten,
– die transversale Breite des normalen Unterkiefers zwischen den definierten Meßpunkten 34/35 und 44/45 sowie zwischen 36 und 46.
Bei normalen transversalen Okklusionsbeziehungen der beiden Zahnreihen decken sich die Oberkiefer- und Unterkiefer-Meßpunkte; die transversalen Sollwerte sind daher im Oberkiefer und im Unterkiefer gleich (Abb. 33).

4.1.3 *Die Sagittal-Sollwerte*
Sie umfassen (vgl. Abb. 33)
– die sagittale Länge des normalen Oberkiefers (LO) als Senkrechte von der Zahnbogenmitte (11–21) auf die Verbindungslinie der Transversal-Meßpunkte 14 und 24,
– die sagittale Länge des normalen Unterkiefers (LU), diese entspricht der Oberkieferlänge abzüglich 2 mm inzisaler Stufe.

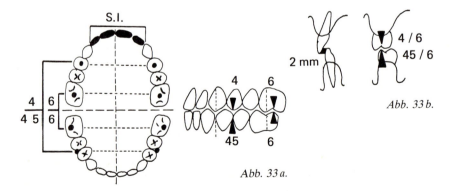

Abb. 33. Meßpunkte und Meßstrecken für die Transversal- und Sagittal-Vermessung der Situationsmodelle: Lageübereinstimmung der Meßpunkte im Oberkiefer und im Unterkiefer, Differenz der Kieferlängen durch die inzisale Stufe (2 mm).

4.1.4 *Die Bestimmung der transversalen und sagittalen Ist-Werte*
Sie erfolgt mit Hilfe des dreidimensionalen Zirkels nach Korkhaus. Ferner sind dazu Meßplatten mit Millimeter-Netz geeignet, mit ihnen können zugleich Symmetrievergleiche der Kieferhälften (Zahnwanderungen u. a.) vorgenommen werden.
Die Modellvermessung zur Bestimmung der Ist-Werte umfaßt folgende Schritte:
– Ausmessen der Transversalen 14–24 und gleichzeitig des LO-Wertes;
– Ausmessen der Transversalen 16–26;
– Ausmessen der Transversalen 34/35–44/45 und gleichzeitig des LU-Wertes;
– Ausmessen der Transversalen 36–46.
Die so ermittelten Ist-Werte sind ebenfalls im Behandlungsplan-Vordruck an den dafür vorgesehenen Stellen einzutragen.

4.1.5 *Die Bestimmung der Differenzwerte*

Tabelle 4. Diagnostische und therapeutische Hinweise aus der Modellvermessung.

	Ist	Soll	Diff.	Diagnose	Behandlung
LO	23	20	+3	Protrusion	Retrudieren
LO	18	20	−2	Front retrudiert	Protrudieren
LO	18	18	±0	o. B.	- - -
14-24	36	42	−6	Kompression	Dehnen/Extraktion

Aus den Differenzen zwischen den Ist-Werten des pathologisch veränderten Kiefers und den Soll-Werten des normalen Kiefers ergeben sich Hinweise zur Entstehung der Stellungsanomalie, zu ihrer diagnostischen Einordnung, zur Therapie und zur prognostischen Einstufung. In der Tabelle 4 sind einige Beispiele zusammengestellt.

4.1.6 *Die Beurteilung vertikaler Zahnbogenveränderungen*
Diese wird ausgeführt, indem man auf die Zahnreihen des Oberkiefers und des Unterkiefers am Modell eine Meßplatte (Orthodontisches Kreuz o. ä.) derart auflegt, daß die Seitenzahngruppen diese Bezugsebene berühren (Abb. 34). Dabei werden erkennbar:
– Verkürzungen der Frontzähne,
– normaler Frontzahn-Überbiß,
– Verlängerungen der Frontzähne.

Die Diagnostik der Stellungsanomalien

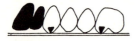

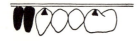

Abb. 34. Beurteilung einer Verlängerung / Verkürzung der Frontzähne.

Der Betrag der Verkürzung/Verlängerung wird mit dem Stechzirkel ausgemessen und ebenfalls in den Behandlungsplan-Vordruck eingetragen. Ebenso finden vertikale Stellungsänderungen der Seitenzähne hier Berücksichtigung.
Als weitere bei der Modellvermessung zu beachtende und zu registrierende Veränderungen der Zahnbögen sind zu nennen:

4.1.7 *Die Zahnkippung/Zahnwanderung*
Sie kann – bezogen auf die Kiefermitte – Asymmetrien in transversaler oder sagittaler Richtung bedingen. Diese werden auch an unterschiedlichen Transversal- und Sagittal-Ist-Werten der beiden Kieferhälften deutlich.

4.1.8 *Die Kreuzbiß-Stellung einzelner Zähne oder Zahngruppen*
Jede umgekehrte Verzahnung ist mit Bezeichnung der betroffenen Oberkiefer-Zahneinheiten im Behandlungsplan festzuhalten; dies gilt auch für Milchzähne:
– Kreuzbißverzahnungen im Seitenzahnbereich;
– progene Verzahnungen (frontaler Kreuzbiß);
– Kreuzbiß-Stellung von Einzelzähnen, die sich als Zwangsführung oder als Gleithindernis für die Unterkieferbewegungen auswirkt.

4.1.9 *Die Nonokklusion einzelner Zähne oder Zahngruppen*
Sie ist als einseitige oder doppelseitige transversale Veränderung der Zahnstellung/Zahnbogenform unter Angabe der von der Überbreite betroffenen Oberkiefer-Zahneinheiten zu erfassen.

4.1.10 *Die alveoläre/mandibuläre Mittellinienverschiebung*
Bei der Beurteilung der Zahnbogenform und der Bißlage sind folgende Veränderungen zu beachten (Abb. 35):
– Alveoläre Mittellinienverschiebungen
im Oberkiefer, im Unterkiefer oder in beiden Kiefern kommen durch vorzeitige Zahnverluste, Nichtanlagen oder Keimverlagerungen von Zäh-

Abb. 35. Die Mittellinienverschiebung.

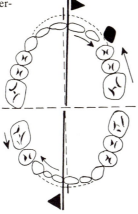
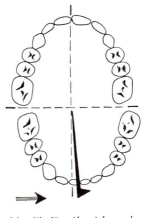

Alveolär: Oberkiefer mit Verlagerung des 23; Unterkiefer mit Nichtanlage des 45.

Mandibulär: Abweichung des Unterkiefers nach links, z. B. durch gestörte Eckzahnführung, mit Entstehung einseitiger distaler Bißlage.

nen mit daraus folgender Frontzahnwanderung über die Kiefermittellinie hinaus in den freien Raum längs des Zahnbogens zustande.
– Mandibuläre Mittellinienverschiebungen
entstehen durch Seitabweichungen der Unterkieferlage gegenüber dem Oberkiefer und der Schädelmitte, z. B. durch Zwangsführungen. Sie sind oftmals mit einseitig distalen oder mesialen Bißlagen verbunden.
Die verschiedenartigen, sich u. U. verstärkenden oder aufhebenden Mischformen der Mittellinienverschiebung sind bei der Modellvermessung genau zu analysieren. Gegebenenfalls sind dazu Röntgenbilder zur Bestimmung der Kiefer- und Schädel-Mittellinien (Aufbißaufnahme Oberkiefer; „Spina-Aufnahme" Unterkiefer; sagittales Fernröntgenbild des Schädels) sowie Gesichtsphotos des Patienten mit entsprechenden Auswertungsdiagrammen erforderlich.

4.1.11 Der offene Biß
Er beschreibt als vertikale Veränderung des Zahnbogens oder als skelettale Anomalie des Gesichtsschädels die Zähne oder Zahngruppen, die innerhalb des physiologischen Durchbruchszeitraumes die Okklusionsebene nicht erreichen (Abb. 36). Man unterscheidet im Frontzahnbereich:
– Positiver Überbiß;
– Kopfbiß;
– negativer Überbiß (offener Biß).

Die Diagnostik der Stellungsanomalien

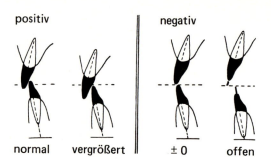

Abb. 36. Der frontale Überbiß.

Übergangsformen während des Zahnwechsels mit fehlenden vertikalen Okklusionskontakten (Milchzahnabrasion; durchbrechende Schneidezähne) werden nicht als offener Biß bezeichnet.

4.1.12 *Der tiefe Biß*
Er bezeichnet einen über das Normalmaß von 2 mm hinausgehenden positiven Überbiß. Man unterscheidet (Abb. 37):
– Die Formen des tiefen Überbisses infolge reduzierter Stützzonen (Milchzahnabrasion; Zahnwechsel; u. a.) oder infolge gestörter Frontzahn-Vertikalabstützung mit Verlängerung der Oberkiefer-/Unterkiefer-Schneidezähne;
– den echten tiefen Biß als alveoläre und skelettale Anomalie.

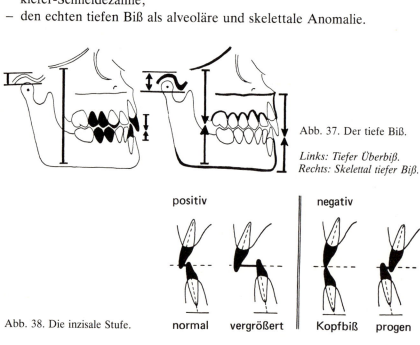

Abb. 37. Der tiefe Biß.

Links: Tiefer Überbiß.
Rechts: Skelettal tiefer Biß.

Abb. 38. Die inzisale Stufe.

4.1.13 *Die inzisale Stufe*
Ihre Ausbildung (Abb. 38) ist zur Beurteilung sagittaler Veränderungen der Frontzahnstellung im Oberkiefer und im Unterkiefer zu erfassen.

4.2 Die röntgenologische Befunderhebung

Zur kieferorthopädischen Befunderhebung und Behandlungsplanung sind Röntgen-Übersichtsaufnahmen des Gebisses unerläßlich; bei etwa 30 % aller röntgenologisch untersuchten Kinder und Jugendlichen werden klinisch nicht erkennbare, nur durch das Röntgenbild nachzuweisende, die Gebißentwicklung beeinflussende und behandlungsbedürftige Befunde festgestellt.
Röntgenphysikalische, aufnahmetechnische und strahlenschutztechnische Gesichtspunkte sind bei der Anwendung der Röntgenstrahlen beim Kind und beim Jugendlichen von besonderer Bedeutung. Die Indikationsstellung ist hier besonders kritisch abzuwägen:
– Erhöhte Strahlenempfindlichkeit wachsender Gewebe;
– besondere Strahlenschutzmaßnahmen;
– erforderlicher Informationsgehalt der Aufnahmen für die kieferorthopädische Befunderhebung;
– Allgemeinbelastung des Kindes durch röntgentechnische Maßnahmen, wie z. B. durch das Einlegen intraoraler Filme oder durch lange Aufnahmedauer.

Aus dem Abwägen dieser Fragen ergibt sich das allgemein kieferorthopädisch und für den einzelnen Fall jeweils optimale Aufnahmeverfahren zur Übersichtsdarstellung des Gebisses.
Nach dem derzeitigen Stand der zahnärztlichen Röntgenologie stellt die Anfertigung von Röntgen-Übersichtsaufnahmen des Gebisses beim Kind oder beim Jugendlichen
– unter Beachtung der Strahlenschutzvorschriften,
– unter Nutzung der technischen Möglichkeiten des Strahlenschutzes,
– unter Auswahl des geeigneten, den Patienten geringstmöglich belastenden Verfahrens mit höchstmöglichem Informationswert,
– unter sorgfältiger röntgentechnischer Ausführung (Einstellung; Belichtung) zur Vermeidung von Wiederholungsaufnahmen und Überdosierungen,

keine übermäßige Strahlenbelastung dar. Dies gilt sowohl für die somatische als auch für die genetische Belastung mit ionisierenden Strahlen.
Folgende Röntgenverfahren zur Gebißübersicht sind zu nennen:

4.2.1 Der Zahnfilm (Intraoralfilm)

Er wird als folienloser Film der Formate 20 mm · 30 mm (Kinderfilm), 30 mm · 40 mm und 40 mm · 50 mm eingesetzt; hinzu kommen Sonderformate für spezifische Aufnahmezwecke (Abb. 39).
Die Aufnahmeeinstellung erfolgt mit Kurztubus oder Langtubus in Halbwinkeltechnik oder in Rechtwinkeltechnik.
Als Anwendungen der Zahnfilm-Aufnahme in der Kieferorthopädie sind zu nennen:
- Ergänzende Zielaufnahmen einzelner Zähne zur Gewinnung von Detailinformationen bei Panorama-Übersichtsaufnahmen oder als Kontrollaufnahmen bei der Überprüfung von Behandlungsmaßnahmen;
- Bißflügel-Aufnahmen zur approximalen Kariesdiagnostik;
- partielle Aufbißaufnahmen bei der dreidimensionalen Lokalisation verlagerter Zähne;
- Zusammenstellung zum Zahnfilm-Status aus 8–24 Einzelaufnahmen.

Dental-Röntgengeräte mittlerer Leistung (50 kV–60 kV bei 10 mA) oder schaltbare Röntgengeräte im höheren Leistungsbereich (50 kV–90 kV) dienen der Anfertigung der Zahnfilmaufnahmen.

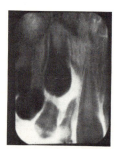

Abb. 39. Der Zahnfilm als Einzelaufnahme (Zielaufnahme) und im Zahnfilm-Status.

Abb. 39a.   Abb. 39b.

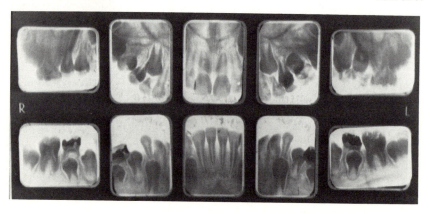

Die röntgenologische Befunderhebung

In Form der Einzel- und Kontrollaufnahmen können abhängig von der Aufnahmetechnik feinste Strukturveränderungen dargestellt werden. Bei Kindern ergeben sich allerdings beim Einlegen und Festhalten der Filme oftmals Schwierigkeiten. Der Zahnfilm-Status zur Gebißübersicht bedeutet zudem eine erhebliche Strahlenbelastung. Die räumlichen Zusammenhänge des Gebisses werden nicht erfaßt, eine Überprüfung der umgebenden Strukturen (Kieferkörper; Nasennebenhöhlen; Kieferwinkel; Kiefergelenke) ist nicht möglich und erfordert zusätzliche Röntgenaufnahmen. Für Einzelaufnahmen bleibt der Zahnfilm in der Kieferorthopädie unersetzlich. Ebenso wird der Zahnfilm-Status auf anderen Gebieten der Zahnheilkunde nicht durch andere Aufnahmen zu ersetzen sein.

4.2.2 *Die Aufbißaufnahme (Okklusalfilm)*
Es kommen folienlose Filme der Formate 40 mm · 50 mm und 50 mm · 70 mm zur Anwendung, ferner benutzt man Folienfilme in entsprechenden Intraoralkassetten. Die totalen oder partiellen Aufbißaufnahmen werden in axialer oder in halbaxialer Einstellung angefertigt (Abb. 40). Als Anwendungen in der Kieferorthopädie sind zu nennen:

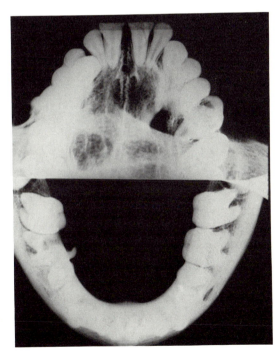

Abb. 40. Total-Aufbißaufnahmen des Oberkiefers und des Unterkiefers als Gebiß-Übersichtsdarstellung.

- partielle Aufnahmen einzelner Zähne oder Zahngruppen zur Erfassung der dritten Dimension bei Lokalisationsaufgaben;
- totale Aufbißaufnahmen des Oberkiefers und des Unterkiefers zur Gebißübersicht, gegebenenfalls als Fernröntgen-Aufbißaufnahmen mit vergrößerungsarmer Abbildung.

Als Aufnahmegeräte dienen Dental-Röntgengeräte mittlerer Leistung.
Die Aufbißaufnahme ist als Einzelaufnahme bei entsprechender Indikationsstellung unentbehrlich. Zur Gebißübersicht beim Kind und beim Jugendlichen ist sie aus verschiedenen Gründen nicht geeignet:
- Überlagerungsprojektionen, z. B. der Milchzähne mit den darunter liegenden Zahnkeimen;
- fehlende Darstellung der alveolären Knochenstrukturen;
- hohe Strahlenbelastung des Rumpfes und der Gonaden durch den körperwärts gerichteten Nutzstrahl; als Strahlenschutzmaßnahmen sind Vollkörperabdeckung und Aufnahme am liegenden Patienten erforderlich.

4.2.3 *Die seitliche Kieferübersichtsaufnahme*
Diese Aufnahmen werden auf Folienfilmen in planen oder gewölbten Kassetten der Formate 90 mm · 120 mm (Einsparung von Filmmaterial beim Kind) oder 130 mm · 180 mm angefertigt.

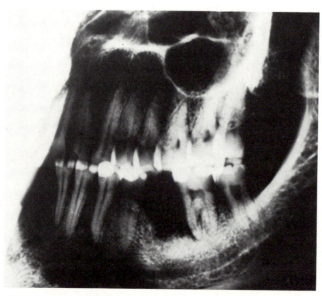

Abb. 41. Die seitliche Kieferübersicht.

Man unterscheidet:
- Einstellung des Nutzstrahles auf die Molaren mit Übersichtsprojektion des Oberkiefer- und Unterkiefer-Seitenzahnbereiches;
- Einstellung auf die Prämolaren mit Übersichtsprojektion einer Oberkiefer- und Unterkieferseite bis zu den Eckzähnen oder bis zu den Schneidezähnen.

Die Aufnahmen, die mit Dentalgeräten mittlerer Leistung oder mit schaltbaren Röntgengeräten angefertigt werden können, dienen in der Kieferorthopädie zur Übersichtsdarstellung des Gebisses, vor allem der Seitenzahnbereiche (Abb. 41).

Die extraorale Röhrenführung und Filmlage bedeuten eine relativ geringe Belästigung der Kinder. Das Verfahren ermöglicht Gebißübersichten ohne Spezial-Röntgengeräte (s. u.). Eine verzerrungsarme Projektion mit Darstellung der gesamten Zahnreihe ist nur bei sorgfältiger Einstellung unter Verwendung gewölbter Kassetten und zugehöriger Einstellvorrichtungen (Kopfhalter; Kassettenhalterung) zu erzielen.

4.2.4 *Die Panorama-Vergrößerungsaufnahmen*

Diese werden auf Folienfilmen des Formates 100 mm · 240 mm in flexiblen Kassetten angefertigt. Bei intraoraler Röhrenführung und extraoraler Filmlage erhält man, abhängig von der Aufnahmeeinstellung, Übersichtsaufnahmen des Oberkiefers oder des Unterkiefers (Abb. 42). Mit zwei Einstellungen und Belichtungen ergeben sich für die kieferorthopädische Diagnostik geeignete Gesamtübersichten des Gebisses und der umgebenden Strukturen. Als Nachteile des Verfahrens sind zu nennen:
- Intraorale Lage des Hohlanoden-Fokus mit hoher Strahlenbelastung der Zunge und der Mundschleimhaut;
- erheblicher Projektionsfehler besonders im Seitenzahnbereich, u. U. noch verstärkt durch ungenaues Anlegen der Filme.

Zur kieferorthopädischen Befunderhebung beim Kind/Jugendlichen erscheinen Panorama-Vergrößerungsaufnahmen aus den genannten Gründen daher nur noch bedingt geeignet.

4.2.5 *Die Panorama-Schichtaufnahmen*

Sie werden ebenfalls auf Folienfilmen des durchschnittlichen Formates 150 mm · 300 mm mit Spezialkassetten angefertigt. Der durch das Spezialaufnahmegerät gesteuerte Bewegungsablauf des extraoralen Fokus-Film-Systems ergibt die Projektion einer Gesamtübersicht des Gebisses und

Die Diagnostik der Stellungsanomalien

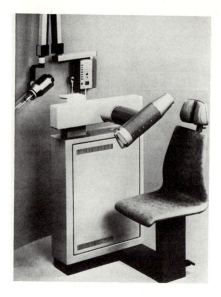

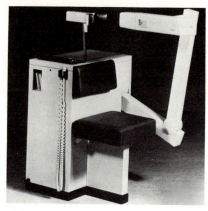

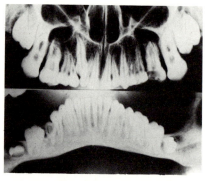

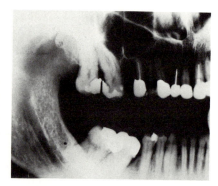

Abb. 42a. Aufnahmegerät „Status-X" (Siemens).

Abb. 42b. Aufnahmegerät „stat Oralix" (Müller-Philips).

Abb. 42c. Gebiß-Übersichtsaufnahmen des Oberkiefers und des Unterkiefers in Standardeinstellung.

Abb. 42d. Halbseitenprojektion nach Durner (Siemens).

Abb. 42. Die Panorama-Vergrößerungsaufnahme.

der umgebenden Strukturen mit einer Belichtung (Abb. 43). Mit einigen Aufnahmesystemen sind zudem Schichtaufnahmen einzelner Schädelabschnitte, wie z. B. der Kiefergelenke, durchführbar. Hinzu kommen die Kombinations-Aufnahmegeräte für spezifisch kieferorthopädische Zwecke, mit denen zugleich Zahnfilmaufnahmen, Schädel-Teilaufnahmen oder Fernröntgenaufnahmen des Schädels angefertigt werden können.

Als Vorteile der Panorama-Schichtaufnahmen für die Kieferorthopädie sind zu nennen:
- Gesamt-Gebißübersicht mit einer großformatigen Aufnahme, Darstellung der Zähne, der Kiefer und des umgebenden Gesichtsschädels im räumlichen Zusammenhang;
- geringste Strahlenbelastung.

Die relativ langen Belichtungszeiten der Aufnahme von durchschnittlich 20 Sekunden und die Bewegungsabläufe des Gerätes während der Auf-

Abb. 43. Die Panorama-Schichtaufnahme.

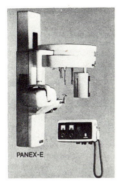
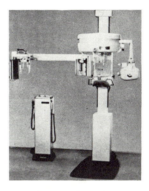

Abb. 43 a. „Panex E"-Aufnahmegerät in Wandmontage (links) und als Kombinationsgerät für Schichtaufnahmen und Fernröntgenaufnahmen (Morita).

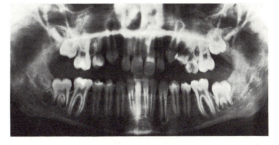

Abb. 43 b. Panorama-Schichtaufnahme des Gebisses mit dem „Orthopantomograph" (Siemens).

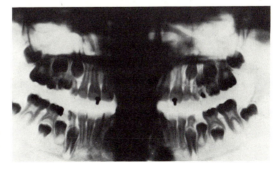

Abb. 43 c. Panorama-Schichtaufnahme des Gebisses mit dem „Panorex" (S. S. White); Positiv-Kopie.

Die Diagnostik der Stellungsanomalien

nahme können bei Kindern Unruhe oder Angst (Bewegungsunschärfe) auslösen. Gegebenenfalls ist ein vorheriger Probelauf bei abgeschalteter Röhre zweckmäßig.

Neben diesen Standardverfahren zur Erstellung einer Gebißübersicht aus kieferorthopädischer Indikation (4.2.1–4.2.5) sind noch folgende, der kieferorthopädischen Befunderhebung, Behandlungsplanung und Verlaufskontrolle dienende Röntgen-Aufnahmeverfahren zu nennen:

4.2.6 Laterale, sagittale und axiale Schädelaufnahmen

Sie werden mit schaltbaren Röntgengeräten höherer Leistung in verschiedenen Aufnahme-Einstellungen auf Folienfilmen bis zum Format 240 mm · 300 mm angefertigt und besitzen in der Kieferorthopädie folgende Anwendungen (Abb. 44):
– Laterale/sagittale Übersichten des Nasenrachenraumes und der Nasennebenhöhlen;
– sagittaler Seitenvergleich des Schädelskelettes;
– Seitenvergleich der Kiefergelenke, u. a.

Solche Aufnahmen sollten beim Kind und beim Jugendlichen nicht routinemäßig, sondern nur nach entsprechender Indikationsstellung angefertigt werden.

Abb. 44b.

Abb. 44. Laterale und sagittale Schädelaufnahmen.

Abb. 44a.

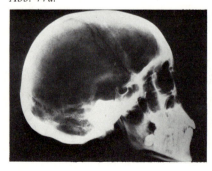
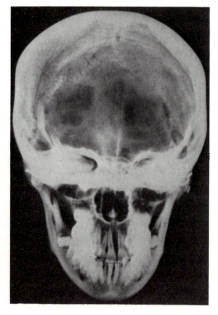

Die röntgenologische Befunderhebung

4.2.7 *Kiefergelenk-Aufnahmen*
Angefertigt mit Dentalröntgengeräten mittlerer Leistung oder mit schaltbaren Geräten auf Folienfilmen bis zum Format 90 mm · 120 mm kennt man für die Kieferorthopädie folgende Aufnahmeverfahren (Abb. 45):
- Parma-Aufnahmen offen oder geschlossen mit dem Flachtubus; infolge der hohen Hautoberflächenbelastungen können sie nur nach strenger Indikationsstellung durchgeführt werden;
- Lindblom-Aufnahmen offen oder geschlossen;
- p.a.-Gelenkübersichten zum Seitenvergleich.

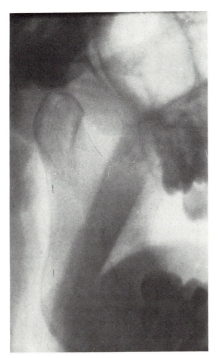 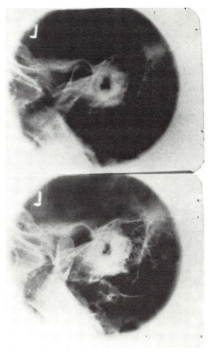

Abb. 45a. Parma-Kiefergelenkaufnahme.   *Abb. 45b. Lindblom-Kiefergelenkaufnahme, geschlossen und offen (unten).*

Abb. 45. Die Kiefergelenkaufnahmen.

4.2.8 *Laterale und sagittale Fernröntgenaufnahmen*
Schädelaufnahmen auf Folienfilmen des Formates 240 mm · 300 mm besitzen bei Aufnahmeabständen zwischen 150 cm und 400 cm (optimales Bildergebnis) infolge des großen Fokus-Objekt-Abstandes nur eine geringe projektorische Vergrößerung. Solche Fernröntgenaufnahmen wer-

den mit schaltbaren Röntgengeräten höherer Leistung oder mit Spezialröntgengeräten für die Fernaufnahmetechnik angefertigt; Dentalröntgengeräte (50 kV–60 kV) dürfen hierzu nicht verwendet werden. Lichtvisierblenden dienen der Justierung des Zentralstrahles und der Einblendung des Nutzstrahlfeldes; Kopfeinstellgeräte bewirken eine deckungsgleiche Abbildung der beiden Schädelseiten bei der lateralen Aufnahme sowie die Parallelausrichtung von Schädelmedianebene und Filmebene und die senkrechte Ausrichtung des Zentralstrahles auf diese beiden Ebenen.
Unter diesen Voraussetzungen sind Fernröntgenaufnahmen in reproduzierbarer Einstellung zu gewinnen und metrisch auszuwerten (Abb. 46).

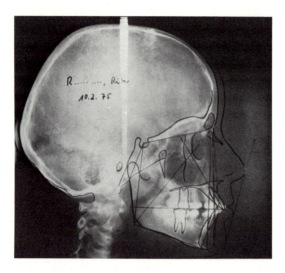

Abb. 46. Seitliche Fernröntgenaufnahme des Schädels mit kephalometrischer Einzeichnung.

Die kephalometrische Analyse, bei der man etwa 70 Verfahren kennt, erlaubt eine Bestimmung der Lagebeziehungen des Oberkiefers und des Unterkiefers zueinander und zum Gesamtschädel (Schädelbasis). Durch Strecken- und Winkelmessungen direkt am Röntgenbild oder an dessen Durchzeichnung und anschließenden Vergleich der ermittelten Werte mit Sollwerten ergeben sich Hinweise zur Entstehung, zur Diagnose, zur Therapie sowie zur Prognose einer Stellungsanomalie. Inzwischen wurden auch EDV-Verfahren zur Datenspeicherung und Datenverarbeitung (Diagnose, Therapievorschlag, Prognose) bei der Auswertung der Fernröntgenaufnahmen entwickelt.
Die Anwendung der Fernröntgenaufnahmen sollte nicht routinemäßig, sondern nur nach entsprechender Indikationsstellung erfolgen; ihre Auswertung ist keineswegs immer aussagesicher im Hinblick auf Therapiepla-

nung und Prognose, da neben vielfältigen funktionellen äußeren Einflüssen genetische Faktoren unbekannter Zahl die Gebiß- und Schädelentwicklung abweichend von den Normwerten beeinflussen können. Eine genaue Kenntnis der Auswertung und Beurteilung des Fernröntgenbildes ist Voraussetzung für seine Anwendung in der Kieferorthopädie. Diese Kenntnisse können durch entsprechende Fortbildungskurse erarbeitet werden.

4.2.9 *Röntgenaufnahmen des Handskelettes*
Sie werden als Fingeraufnahmen auf Intraoralfilmen 50 mm · 70 mm, als Handaufnahme der gesamten Hand auf Folienfilmen vom Format 90 mm · 120 mm oder in einer Belichtung zusammen mit Fernröntgenaufnahmen des Schädels auf diesem Folienfilm angefertigt (Abb. 47). Dentalröntgengeräte mittlerer Leistung reichen für die Aufnahmen aus; neben der Standardeinstellung mit 70 cm Aufnahmeabstand und seitlichem Bleischutz kennt man verschiedene andere Einstelltechniken.

Abb. 47. Die Handaufnahme.

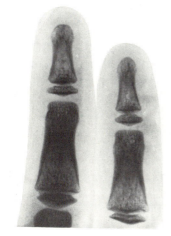

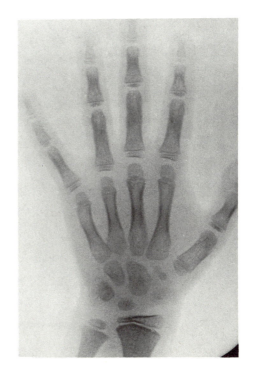

Abb. 47a. Fingeraufnahme.

Abb. 47b. Aufnahme des Handskelettes.

Die Diagnostik der Stellungsanomalien

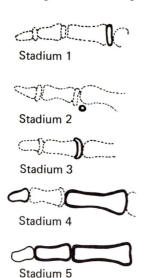

Stadium 1

Stadium 2

Stadium 3

Stadium 4

Stadium 5

Abb. 48 a. Wachstumsstadien der Finger:

Stadium 1: Proximale Zeigefingerphalange. Relation Epiphysenbreite/Diaphyse. Gleiche Breite zeigt Beginn des maximalen Längenwachstums an.

Stadium 2: Ulnares Sesamoid am metakarpophalangen Gelenk des Daumens. Erste Zeichen der Ossifikation: Maximales Längenwachstum erreicht.

Stadium 3: Mittlere Mittelfingerphalange. Epiphyse bedeckt Diaphyse mit beginnender Umkapselung (Kappenform = capping). Zeitpunkt des maximalen Wachstums erreicht/überschritten.

Stadium 4: Proximale Mittelfingerphalange. Komplette Verknöcherung. Wachstumsmaximum überschritten.

Stadium 5: Mittlere Mittelfingerphalange. Vollständige Verknöcherung. Wachstumsmaximum überschritten.

Abb. 48. Die Auswertung der Handaufnahme.

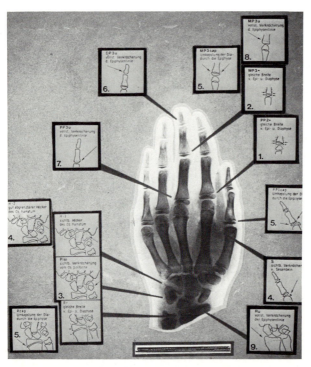

Abb. 48 b. Wachstumszentren des Handskelettes, die eine Beurteilung des Entwicklungsstandes zulassen.

Durch Beurteilung der Epiphysenentwicklung, der Epiphysenfugenbreiten, der Entwicklung der Handwurzel-Knochenkerne und der Knochenkerngrößen nach verschiedenen Verfahren wird eine Bestimmung des Entwicklungsstandes des Patienten möglich. Noch zu erwartende Wachstumsvorgänge können erkannt werden, man erhält Hinweise zur Behandlungsplanung und zur Prognose (Abb. 48). Dieses mit Hilfe von Normwerten am Röntgenbild zu bestimmende Skelettalter des Patienten ist mit seinem Kalenderalter und seinem Zahnalter in Relation zu setzen.

4.3 Die photographische Dokumentation

Als Bestandteil der Diagnostik und der Behandlungsplanung umfaßt sie:

4.3.1 *Anfangs-, Zwischen- und Abschlußphotos*
Unter Verwendung von Spiegel-Einstellgeräten („Photostat") werden in reproduzierbarer Einstellung Photos des Gesichtsschädels von vorne und von beiden Seiten angefertigt und metrisch ausgewertet.

Anfangs-, Zwischen- und Abschlußphotos der Zahnreihen mit intraoralen Spiegelaufnahmen vervollständigen die Befundunterlagen.

Die Auswertung der Photographien ergibt vielfach weitere Hinweise zur Diagnose und zur Behandlungsplanung; zugleich werden Behandlungsfortschritte dokumentiert. Als Aufnahmegeräte sind vielseitig verwendbare Kleinbild-Spiegelreflex-Systeme mit Negativfilm oder Diapositivfilm zu empfehlen. Polaroid-Systeme enthalten den Nachteil fehlender Negative; die Aufnahmen erfordern weitaus mehr Archivraum und sind u. U. nur von begrenzter Haltbarkeit (Lagerungsbedingungen).

4.4 Die kieferorthopädische Diagnose und die Erstellung des Behandlungsplanes

4.4.1 *Die kieferorthopädische Diagnose*
Sie ergibt sich aus der Summe der erhobenen Befunde unter Berücksichtigung der jeweils aus den Einzelbefunden möglichen, in Tabelle 5 zusammengestellten Differentialdiagnosen.

Die Diagnose ist eine systematische Beschreibung
– der Form der Stellungsanomalie (Korkhaus-Systematik),
– der weiteren pathologischen Befunde (Nebenbefunde),
– der Bißlage.

Die Diagnostik der Stellungsanomalien

Progener Zwangsbiß
Andere Formen der Progenie
Einseitiger Kreuzbiß
Kieferkompression mit frontalem Engstand

Unechte Progenie
Andere Formen der Progenie
Offener Biß
Folgen vorzeitiger Zahnverluste
Zahnkeimverlagerung
Zahnunterzahl

Echte Progenie
Andere Formen der Progenie
Kreuzbiß
Offener Biß

Kreuzbiß
Formen der Progenie
Kieferkompression mit frontalem Engstand
Folgen vorzeitiger Zahnverluste
Zahnkeimverlagerung
Zahnunterzahl

Deckbiß
  I: Kieferkompression mit frontalem Engstand
  II: Kieferkompression mit frontalem Engstand
     Folgen vorzeitiger Zahnverluste
     Zahnkeimverlagerung
  III: Genuiner Distalbiß
     Bialveoläre Retrusion

Genuiner Distalbiß
Deckbiß
Kompressionsanomalien
Folgen vorzeitiger Zahnverluste
Bialveoläre Retrusion

Kieferkompression mit frontalem Engstand
Andere Formen der Kieferkompression
Progener Zwangsbiß
Deckbiß
Folgen vorzeitiger Zahnverluste
Zahnkeimverlagerung
Mißverhältnis zwischen Zahn- und Kiefergröße

Kieferkompression mit engstehender Protrusion
Diagnose meist eindeutig!
Kieferkompression mit frontalem Engstand
Offener Biß

Kieferkompression mit lückiger Protrusion
Andere Kompressionsanomalien

Offener Biß
Bialveoläre Protrusion

Lutschoffener Biß
Rachitisch offener Biß
Kompressionsanomalien
Zahnkeimverlagerung
Traumatisch offener Biß

Rachitisch offener Biß
Lutschoffener Biß und dessen Differentialdiagnosen

Folgen vorzeitiger Zahnverluste
Unechte Progenie
Kreuzbiß
Genuiner Distalbiß
Deckbiß
Kieferkompression mit frontalem Engstand
Zahnkeimverlagerung
Unterzahl von Zähnen

Bialveoläre Protrusion
Kieferkompression mit lückiger Protrusion
Offener Biß

Bialveoläre Retrusion
Genuiner Distalbiß
Deckbiß

Zahnkeimverlagerung
Unechte Progenie (Oberkiefer betroffen)
Kreuzbiß
Kompressionsanomalien
Diastema
Deckbiß (13, 23)

Überzahl und Unterzahl von Zähnen
Dentitio tarda
Generalisierte Entwicklungsstörungen
Zahnkeimverlagerung
Zwillingsbildung – Verwachsung – Verschmelzung
Milchzahn – Persistenz
Folgen vorzeitiger Zahnverluste (Zahnunterzahl)

Mißverhältnis zwischen Zahn- und Kiefergröße
Kieferkompression mit frontalem Engstand
Kieferkompression mit lückiger Protrusion
Bialveoläre Protrusion
Diastema

Diastema
Echtes/unechtes Diastema

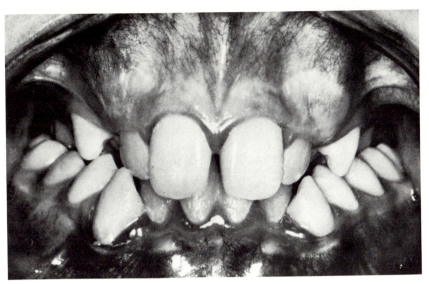

Abb. 49. Fallbeispiel zur Erhebung der Diagnose.

◀ Tabelle 5. Mögliche Differentialdiagnosen zu den jeweils vorhandenen Einzelbefunden.

Neben dem überzuordnenden „Hauptbefund" finden alle Veränderungen Erwähnung, die von der Entwicklung der Stellungsanomalie her sowie im Behandlungsaufwand oder in der prognostischen Beurteilung der umfassenderen, schwieriger zu behandelnden oder prognostisch ungünstigeren Anomalie als weitere Befunde („Nebenbefunde") nachzuordnen sind. Der Aufbau einer Erstellung der Diagnose und des Behandlungsplanes sollen an folgendem Fallbeispiel (Abb. 49) dargestellt werden.

Klinische Befunde:
Kompression im Oberkiefer und im Unterkiefer; frontaler Engstand im Oberkiefer und im Unterkiefer; Diastema; progene Verzahnung 12 und 22; Retention 13 und 23; Labialstand 33 und 43; Kreuzbiß 15, 16 und 25, 26; tiefer Überbiß; Neutralbiß; Parodontitis marginalis.
Differentialdiagnosen:
Progener Zwangsbiß; Kreuzbiß; Deckbiß; Kompressionsanomalien; Folgen vorzeitiger Zahnverluste; Zahnkeimverlagerung; Diastema.
Diagnose (überzuordnende Anomalie):
Kieferkompression mit frontalem Engstand bei Neutralbiß und tiefem Biß.

Die Diagnostik der Stellungsanomalien

Tabelle 6. Erstellung des kieferorthopädischen Behandlungsplanes.

1. ANAMNESE
1.1 Familienanamnese o. B.
1.2 Rachitis - - -
1.3 Lutschgewohnheiten - -
1.4 Schlafgewohnheiten - - -
1.5 Sonstiges vorzeitiger Verlust 53, 63.

2. KIEFERSTATUS
2.1 Zahnbefund

--	--	16	15	14	((	12	11	21	22	((	24	25	26	--	--
--	--	46	45	44	43	42	41	31	32	33	34	35	36	--	--

Fehlende Zähne, Raum vorhanden = --
Fehlende Zähne, Lücke verengt = (
Fehlende Zähne, Lücke geschlossen = ((
Zahn zerstört / extraktionsreif = z
Devitaler Zahn = +

2.2 Röntgenbefund
Nichtanlage - - -
Zahnüberzahl - - -
Keimverlagerung - - -
Beengte Keimlage 13, 23
Periapik. Erkrank. - - -
Sonstiges - - -

2.3 Befund der Mundhöhle
Pathologisch hoher Gaumen ja
Apikale Basis schmal
Zunge o. B.
Mundschleimhaut Parod. marg.
Lippenbändchen o. B.
Lippen o. B.

2.4 Kiefer-Gesichts-Beziehungen
Schmalgesicht/~~Breitgesicht~~
Unterkieferlage neutral, Tendenz Mesial-Zwangsführung
Kieferwinkel o. B.

2.5 Dreidimensionaler Gebißbefund
Summe der Breite der oberen Inzisivi (S.I.) = 34 mm.

	Sagittal				Transversal			Vertikal
	Ist	Soll	Diff		Ist	Soll	Diff	
LO	17,5	19,5	-2,0	4/4	35,0	40,0	-5,0	Verlängerung 2 mm
	/////////////////			6/6	46,0	52,5	-6,5	Verkürzung

	Ist	Soll	Diff		Ist	Soll	Diff	
LU	17,0	17,5	-0,5	4/4	37,0	40,0	-3,0	Verlängerung 2 mm
	/////////////////			6/6	48,00	52,5	-4,5	Verkürzung

Tabelle 6 (Fortsetzung). Erstellung des kieferorthopädischen Behandlungsplanes.

Okklusion:
16–46 : 1/2 d
13–43 : n
26–36 : n
23–33 : n

Kreuzbiß:
15, 16, 25, 26;
progene Verzahnung 12, 22
Offener Biß: – – –
Tiefer Biß: ja – 4 mm mit Einbiß

Bißlage: Neutral, Tendenz zur Mesial-Zwangsführung durch 12, 22

Mittellinienverschiebung:
Alveolär OK: – – –   Mandibulär: – – –
Alveolär UK: – – –

3. FUNKTIONSBEFUND
Kauvermögen: Störungen bei <u>Schlußbiß</u> / <u>Seitbiß</u> / <u>Vorbiß</u>
Kauvermögen beeinträchtigt: <u>Stark</u>
Parodontose-Begünstigung: <u>Wahrscheinlich</u>

4. DIAGNOSE
Kieferkompression mit frontalem Engstand bei ungesichertem Neutralbiß und tiefem Biß; progene Verzahnung 12, 22; Diastema; Retention 13, 23; Labialstand 33, 43; Kreuzbiß 15, 16, 25, 26; Parod. marginalis.

5. DIFFERENTIALDIAGNOSE
Progener Zwangsbiß; Deckbiß; Folgen vorzeitigen Zahnverlustes; Zahnkeimverlagerung.

6. BEHANDLUNGSPLAN
Angaben über geplante Zahnbewegungen / Bißverschiebung
Oberkiefer: Dehnen,
               Einordnen der Frontzähne,
               Extraktion 14, 24.   } Bißhebung
Unterkiefer: Dehnen,   Retinieren
               Einordnen der Frontzähne
               Extraktion 34, 44.
Bißlage: Sicherung der Neutralbißlage.

7. BEHANDLUNGSAPPARATUR
Oberkiefer: 1. Dehnplatte
Unterkiefer: 1. Platte 33, 43   } 2. Aktivator mit Behelfen
Bißlage:

8. VORAUSSICHTLICHE BEHANDLUNGSDAUER
3 Jahre, bei zuverlässiger Mitarbeit Behandlungserfolg zu erwarten.

Weitere Befunde („Nebenbefunde"):
Diastema; progene Verzahnung 12 und 22; Retention 13 und 23; Labialstand 33 und 43; Kreuzbiß 15, 16 und 25, 26; Parodontitis marginalis.

4.4.2 *Der Behandlungsplan*
Die Erstellung des Behandlungsplanes mit Hilfe eines Vordruckes für den oben beschriebenen Behandlungsfall erfolgt nach dem in Tabelle 6 wiedergegebenen Muster.

4.4.2.1 Erläuterungen zum Behandlungsplan der Tabelle 6.
Zu 2.3 „Befund der Mundhöhle" – Die apikale Basis ist als Horizontalschnitt durch den Alveolarfortsatz in Höhe der Wurzelspitzen definiert. Aus der Untersuchung ihrer Breite lassen sich Hinweise zur Behandlung (Dehnung/Extraktion/u. a.) ableiten.
Die Beurteilung der Zungenlage ist wegen der auf den Zahnbogen einwirkenden Muskelkräfte von Bedeutung; sie gibt zudem in manchen Fällen Hinweise zur Entstehung einer Stellungsanomalie.
Zu 6 „Behandlungsplan" – Es sind in der Reihenfolge der klinischen und der röntgenologischen Befunderhebung sowie der Modellvermessung alle geplanten Behandlungsmaßnahmen unter Berücksichtigung ihrer zeitlichen Reihenfolge einschließlich aller vorgesehenen Extraktionen einzutragen.
„Neutralbiß-pathologische Bißlagen" – Im Behandlungsplan wird eingetragen „Einstellen des Unterkiefers in die neutrale Bißlage". Wenn diese nicht erreichbar ist oder nicht angestrebt wird: „Einstellen des Unterkiefers im Funktionsoptimum."
Kreuzbiß – „Beheben des Kreuzbisses"/„Überstellen der progenen Verzahnung".
Mittellinienverschiebungen – „Einstellen des Unterkiefers in der Mittellinie"/„Alveoläre Mittellinienkorrektur".
Offener Biß – „Beheben des offenen Bisses".
Bißhebung – Eintragung „Bißhebung".
Zu 7 „Behandlungsapparatur" – Eintragung der vorgesehenen Geräte für die Einzelkiefer. Die Reihenfolge der Anwendung kann gekennzeichnet werden.

4.4.3 *Der Kostenplan*
Die Aufstellung des Kostenplanes zur Antragstellung beim Kostenträger (RVO/VdAK/AEV) erfolgt auf Vordrucken; sie wird hier ebenfalls für den oben beschriebenen Behandlungsfall dargestellt (Tabelle 7).

5.0 DER BEHANDLUNGSBEGINN

Bei der Gebißentwicklung unterscheidet man:
– Einstellung des Milchgebisses;
– Nutzperiode des Milchgebisses;
– Einstellung des bleibenden Gebisses:
　– Erste Molaren und Schneidezähne = I. Phase,
　– Prämolaren, Eckzähne und zweite Molaren = II. Phase;
– Nutzperiode des bleibenden Gebisses;
– Einstellung der Weisheitszähne.

Tabelle 7. Kieferorthopädischer Behandlungsplan (vgl. Anlage 1)

A. 1. Zahnbefund:
Unterzahl folgender Zähne: _____-----_____ Überzahl folgender Zähne: _____-----_____
Bemerkungen (Kariesanfälligkeit, Zustand der Parodontien, bes. Rö-Befund)
----

2. Anamnese:
(Hinweise auf die Entstehung der Fehlbildung, familiäres Vorkommen, Säuglingsernährung, Rachitis, Gewohnheiten.)
Erbliche Faktoren/Umwelteinflüsse
Vorzeitiger Verlust 53, 63; Parodontitis marginalis

3. Diagnose:
(Kieferorthopädisches Krankheitsbild)
Kieferkompression mit frontalem Engstand bei Neutralbiß und tiefem Biß;
progene Verzahnung 12, 22; Retention 13, 23; Kreuzbiß 15, 16, 25, 26;
Diastema; Labialstand 33, 43; Parodontitis marginalis

4. Therapie:
(Vorgesehene Maßnahmen unter Angabe der vorgesehenen Apparate.)
Dehnen; Einordnen der Front- und Seitenzähne;
Extraktion 14, 24, 34, 44;
Bißhebung; Retinieren;
Sicherung der Neutralbißlage.
Plattengeräte; Aktivator.

5. Epikrise, Prognose:
(Voraussichtliche Dauer der Behandlung)
3-4 Jahre – bei zuverlässiger Mitarbeit Behandlungserfolg.

B. Maßnahmen:

Zutreffendes ankreuzen; falls eine Leistung mehrmals vorgesehen ist, Zahl angeben.

DIA-GNOSTIK	Ä 925				Ä 928 a	Ä 934 a	b	Ä 935 a	b	c	d	5	6	7	116	117	118	Sonstiges
	a	b	c	d														Festsitzende Behelfe für 13,23 vorbehalten
	2								x	x		3	3			3		
BE-HAND-LUNG	OK 119				UK 119				120				126		127		128	
	a	b	c	d	a	b	c	d	a	b	c	d	OK	UK	a	b	c	
		x				x			x				6	4			6	

Geschätzte Material- und Laboratoriumskosten DM _____xxxx,--_____

Der Behandlungsbeginn

Ein Beginn der kieferorthopädischen Behandlung erfolgt zumeist nach dem Wechsel der seitlichen Schneidezähne mit dem Durchbruch der Prämolaren. Das Stadium des Wechselgebisses ist das günstigste Alter zur Behandlung mit abnehmbaren intraoralen Behandlungsgeräten, besonders mit funktionskieferorthopädischen Geräten.

Vor diesem Zeitpunkt können fallweise „kleine festsitzende Maßnahmen" wie z. B. Lückenhalter, Spatelübungen, eine Mundvorhofplatte u. a. erforderlich sein.

5.1 Die Frühbehandlung

Der Behandlungsbeginn liegt in der Nutzperiode des Milchgebisses oder in der I. Phase des Zahnwechsels. Indikationen zur Frühbehandlung sind u. a. bei Progenien, bei ausgeprägten distalen Bißlagen, bei starken Lutschanomalien oder beim Kreuzbiß gegeben. Ebenso beginnt die kieferorthopädische Behandlung der Folgen von Lippen–Kiefer–Gaumen--Spalten häufig schon sehr früh. Hinzu kommen prophylaktische Maßnahmen oder das Einschleifen von Milchzähnen zur Beseitigung von Zwangsführungen.

5.2 Die frühzeitige Behandlung

Sie umfaßt den eigentlichen Zeitraum kieferorthopädischer Behandlungen, man beginnt zumeist in der II. Phase des Zahnwechsels, mit dem Durchbruch der Prämolaren.

5.3 Die Spätbehandlung

Der Behandlungsbeginn erfolgt mit Abschluß des Zahnwechsels in der Nutzperiode des bleibenden Gebisses. Zumeist werden aktiv-mechanische Kräfte benötigt, um ausgebildete Stellungsanomalien kaufunktionell oder kosmetisch beeinflussen zu können. Man führt umschriebene Korrekturen an der Stellung einzelner Zähne oder Zahngruppen durch. Hierzu gehören auch Maßnahmen zur Verbesserung einer prothetischen Ausgangssituation (Achsrichtung von Zähnen; Okklusion) oder zur Unterstützung der Parodontose-Therapie.

6.0 DIE KLINIK DER STELLUNGSANOMALIEN

6.1 Die Progenie

6.1.1 *Der progene Zwangsbiß*

Es handelt sich um eine sagittale Anomalie mit negativer inzisaler Stufe und progener Verzahnung eines oder mehrerer Frontzähne (Abb. 50). Als weitere Kennzeichen des progenen Zwangsbisses gelten:

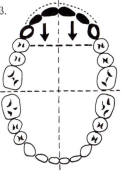

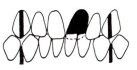

Negative inzisale Stufe

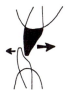

Abb. 50. Der progene Zwangsbiß.

Abb. 50a. Veränderungen der Zahnbögen beim progenen Zwangsbiß.

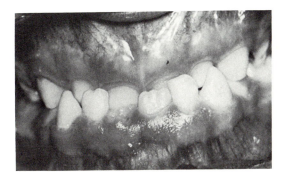

Abb. 50b. Klinischer Befund mit Beginn des Schneidezahnwechsels, progene Verzahnung 52, 51, 61, 62; Mesialtendenz durch lange 73, 83.

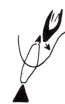

Abb. 51.
Die Ursachen des progenen Zwangsbisses.

Fehlende Führung   Trauma   Milchzahn-Persistenz

Die Klinik der Stellungsanomalien

- Vielfach Neutralbiß mit Kontakt zwischen oberen und unteren Schneidezähnen;
- keine Größenveränderungen des Oberkiefers oder des Unterkiefers, keine Engstände oder andere begleitende Stellungsanomalien;
- keine Profilveränderungen.

Hinsichtlich der Frontzahnstellung unterscheidet man:
- Stadium I: Kippung der Frontzähne durch Zwangsführungen;
- Stadium II: Alveoläre Veränderungen mit sagittaler Verkürzung des Oberkiefer-Frontzahnbogens;
- Stadium III: Übergangsformen zur progenen Entwicklung der Unterkieferlage, beginnende Profilveränderungen.

Die Ursachen des progenen Zwangsbisses sind (Abb. 51):
- Fehlende Frontzahnführung während des Schneidezahnwechsels;
- Zwangsführungen des Unterkiefers (73, 83);
- persistierende Milchzähne;
- Frontzahntraumen.

Die Behandlung hat eine Überstellung der Frontzähne in normalen Überbiß zum Ziel. Abhängig vom Umfang der Anomalie und vom Alter des Patienten kommen verschiedene Maßnahmen und Behandlungsgeräte zur Anwendung (Abb. 52):

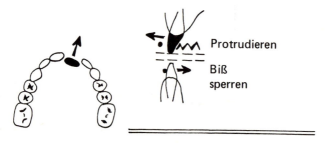

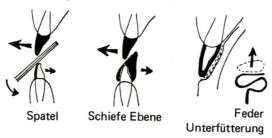

Abb. 52. Die Behandlung des progenen Zwangsbisses.

- Fingerdruck – oder Spatelübungen;
- Beschleifen (Extraktion) von Milchzähnen;
- Schiefe Ebene, abnehmbar oder festsitzend;
- Offener Aktivator nach Klammt;
- Aktivator mit Protrusionsfedern, Einzelzahnschrauben oder periodischer Unterfütterung;
- Oberkieferplatten mit seitlichen Aufbissen und Protrusionsbehelfen;
- Protrusionsplatten;
- Festsitzende Behelfe mit Bißsperrung.

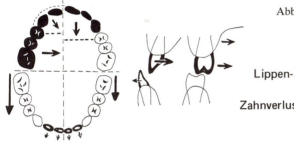

Abb. 53. Die unechte Progenie.

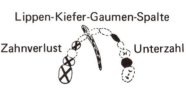

Abb. 53a. Veränderungen der Zahnbögen bei der unechten Progenie.

Abb. 53b. Die Ursachen der unechten Progenie.

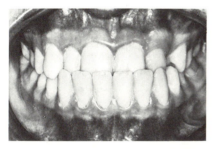

Abb. 53c. Unechte Progenie infolge Zahnkeimverlagerung 23.

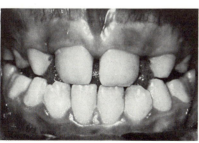

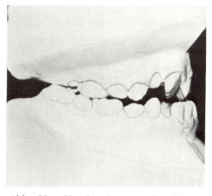

Abb. 53d. Unechte Progenie im Anfangsstadium durch Zahnunterzahl 12 und 22.

Abb. 53e. Unechte Progenie bei Lippen-Kiefer-Gaumen-Spalte.

6.1.2 Die unechte Progenie

Die Ursachen für die sagittale (und transversale) Anomalie liegen im Oberkiefer. Dieser ist gegenüber dem normal ausgebildeten Unterkiefer verkleinert (Abb. 53). Es findet sich eine negative inzisale Stufe (progene Verzahnung) unterschiedlicher Ausdehnung, teilweise kombiniert mit einem Kreuzbiß im Seitenzahnbereich.
Als Ursachen für die Unterentwicklung (Wachstumshemmung) des Oberkiefers sind zu nennen:
– Vorzeitige Zahnverluste im Oberkiefer (vor allem 53, 63 und 16, 26);
– Zahnunterzahl (Nichtanlagen) im Oberkiefer;
– traumatische Verformung/Wachstumshemmung des Oberkiefers;
– Lippen–Kiefer–Gaumen–Spalten.
Es treten Übergangsformen vom Neutralbiß in mesiale Bißlagen auf, Profilveränderungen können deutlich werden.
Die Behandlung der unechten Progenie hat folgende Ziele (Abb. 54):
– Nachentwicklung des Oberkiefers mit Überstellung der progenen Verzahnung/des Kreuzbisses im Seitenzahnbereich;
– Ausgleich der sagittalen und transversalen Differenzen zwischen Oberkiefer und Unterkiefer durch Maßnahmen im Unterkiefer (Retrudieren; Ausgleichsextraktionen);
– Abfangen der Mesialentwicklung des Unterkiefers und Ausgleich bereits manifester mesialer Bißlagen.
Eine Frühbehandlung der Anomalie ist angezeigt, sie konzentriert sich vor allem auf den Oberkiefer und kann folgende Behandlungsmaßnahmen umfassen:

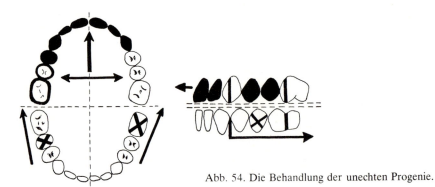

Abb. 54. Die Behandlung der unechten Progenie.

- Einschleifen des Milchgebisses;
- Spatelübungen zur Überstellung der Frontzähne;
- Eingliedern von Lückenhaltern oder einer Mundvorhofplatte;
- Anlegen einer Kopf-Kinn-Kappe.

Die frühzeitige Behandlung beginnt mit der ersten Phase des Zahnwechsels, sie erstreckt sich meist über den gesamten Zeitraum des Zahnwechsels:
- Abnehmbare oder festsitzende schiefe Ebene;
- Aktivator (offener Aktivator) mit Protrusionsbehelfen;
- Oberkiefer-Dehnplatte mit seitlichen Aufbissen und Protrusionsbehelfen;
- Oberkiefer-Protrusionsplatte mit seitlichen Aufbissen;
- Oberkieferplatte mit zweidimensionaler Bertoni-Schraube;
- Festsitzende Behelfe (Innenbögen; Außenbögen) mit Bißsperrung;
- Kopf-Kinn-Kappe mit Distalzug.

Abhängig von der Situation des Einzelfalles sind Ausgleichsextraktionen im Unterkiefer (34–44 oder 35–45 oder 36–46 oder 38–48) angezeigt.

6.1.3 *Die echte Progenie*

Diese erbliche, transversal-sagittal-vertikale Anomalie hat ihre Ursache in der verstärkten Wachstumstendenz und dem Wachstumsvorsprung des Unterkiefers gegenüber dem primär normalen Oberkiefer. Die Anomalie zeigt einen progressiven Verlauf in den drei Alters- und Entwicklungsstufen etwa des 8., des 12. und des 16. Lebensjahres. Als weitere Kennzeichen der echten Progenie sind zu nennen (Abb. 55):
- Zirkulärer Kreuzbiß mit großer negativer inzisaler Stufe und Einschachtelung der Oberkiefer-Zahnreihe durch den Unterkiefer;
- stets Mesialbißlage;
- ,,Affenlücken" zwischen 33–34 und 43–44 (Lage der Zahnkeime im Röntgenbild) und lückige Stellung der Unterkiefer-Frontzähne;
- typische Profilveränderungen bis zur Entstellung;
- Vergrößerung des Kinnes (Untergesichtes), der Unterlippe und der Zunge.

Die Diagnose der echten Progenie läßt sich vielfach bereits im Milchgebiß stellen. Neben den Hinweisen aus der Familienanamnese tragen zur Diagnosestellung bei:
- Vergrößerter Unterkiefer mit beginnender Mesialtendenz der Bißlage oder bereits vorhandenem Mesialbiß; – progene Verzahnungen/ Kreuzbiß der Milchzähne;

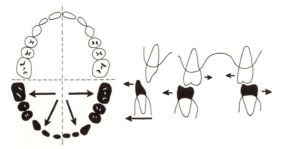

Abb. 55. Die echte Progenie.

Abb. 55 a. *Veränderungen der Zahnbögen bei der echten Progenie.*

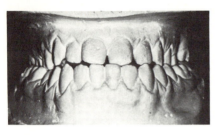

Abb. 55 b. *Echte Progenie im bleibenden Gebiß.*

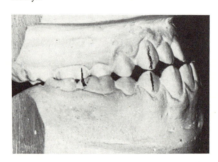

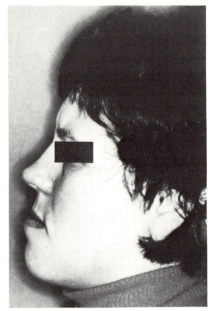

Abb. 55 c. *Profilveränderungen bei der echten Progenie.*

– Lückenbildungen zwischen 73–74–75 und 83–84–85;
– frühzeitiger Zahnwechsel im Unterkiefer.

Die Frühbehandlung der echten Progenie hat einen Ausgleich des zirkulären Kreuzbisses und der mesialen Bißlage zum Ziel, hierbei wird man sich auf den Unterkiefer und die Kiefergelenke konzentrieren (Abb. 56).

Behandlungsgeräte mit Wirkung auf die Bißlage:

– Weitestgehend distal eingestellter Aktivator mit geringer Sperrung. Durch den fest angelegten Unterkiefer-Labialbogen Auslösung von Distal-Ausweichbewegungen des Unterkiefers;

Die Progenie

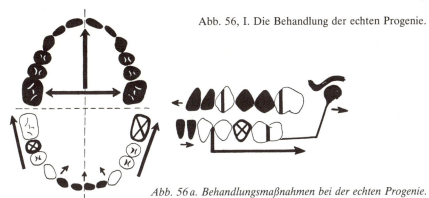

Abb. 56, I. Die Behandlung der echten Progenie.

Abb. 56 a. Behandlungsmaßnahmen bei der echten Progenie.

Abb. 56, II. Die Behandlung der echten Progenie.

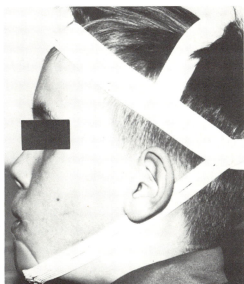

Abb. 56 b. Kopf-Kinn-Kappe zur Beeinflussung der mesialen Bißlage.

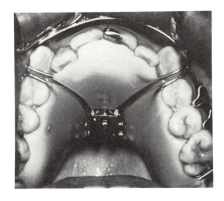

Abb. 56 c. Zweidimensionale Oberkiefer-Platte mit Bertoni-Schraube.

Operationsverfahren

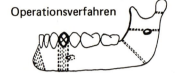

Abb. 57 a. Osteotomie- und Ostektomie-Schnittführungen am Unterkiefer bei der Progenie-Operation.

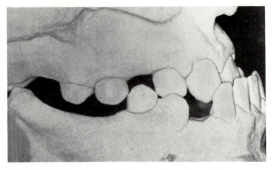

Abb. 57 b. Situationsmodelle zur Operationsplanung.

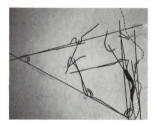

Abb. 57 c. Fernröntgenbild-Analyse zur Operationsplanung.

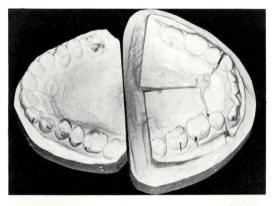

Abb. 57 d und e. Operationsplanung am Modell, Ostektomie im Raum 33 und 43.

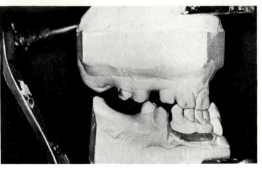

Abb. 57. Die Progenie-Operation.

- Aktivator nach Wunderer;
- Oberkiefer-Dehnplatte und Unterkieferplatte mit intermaxillären Gummizügen (Pfeilklammer-Verankerung);
- Gußschienen mit intermaxillären Gummizügen;
- Kopf-Kinn-Kappe mit Distalzug.

Behandlungsgeräte mit Wirkung auf den Oberkiefer:
- Oberkiefer-Dehnplatte/-Protrusionsplatte/-Bertoni-Platte;
- Festsitzende Behelfe, u. U. kombiniert mit Gummizügen.

Zur Erzielung einer Wachstumshemmung des Unterkiefers können Extraktionen der 35–45 oder der 36–46 oder der 38–48 angezeigt sein. Hierbei wird zugleich der Mesialschub der Molaren kompensiert und ein Platzgewinn zur Retrusion der Unterkiefer-Frontzähne erreicht.

Operative Verfahren der Progeniebehandlung können bei gelenkfixierter Mesialbißlage sowie bei übermäßig vergrößertem Unterkiefer Anwendung finden; vor Durchführung solcher operativen Eingriffe ist das Ende des Skelettwachstumes (etwa 18. Lebensjahr) abzuwarten (Abb. 57).

Folgende Operationsverfahren zur Behandlung der echten Progenie sind bekannt:
- Beidseitige Ostektomie des Unterkieferkörpers im Bereich der ersten Prämolaren mit Zugang von intraoral;
- beidseitige Osteotomie am Kieferwinkel oder am aufsteigenden Unterkieferast, mit Zugang von extraoral, von intraoral oder im kombinierten Verfahren;
- beidseitige Osteotomie im Gelenkbereich;
- Osteotomie des Oberkiefer-Alveolarfortsatzes oder des Oberkieferkörpers mit Mobilisierung und Vorverlagerung.

Voraussetzungen zur operativen Behandlung sind eine strenge Indikationsstellung sowie die Auswahl der für den jeweiligen Einzelfall optimalen Methode nach Modellstudium, Fernröntgenbild-Analyse und Modell-Operation. Als ergänzende operative Verfahren sind schließlich modellierende Ostektomien des Kinnbereiches oder Korrektur-Operationen zur Zungenverkleinerung zu nennen. Von kieferorthopädischer Seite werden oftmals Vorbehandlungen, so z. B. zur Verbesserung der Frontzahnstellung (Überbiß nach der Operation) oder zu Okklusionsverbesserungen im Seitenzahnbereich erforderlich. Die kieferorthopädische Nachbehandlung der operierten echten Progenie mit Plattengeräten, funktionskieferorthopädischen Geräten oder der Kopf-Kinn-Kappe soll die operativ erreichte Bißlage durch Sicherung des Frontzahnüberbisses und der Seitenzahnokklusion stabilisieren und eine funktionelle Umstellung und Neuanpassung der Kaumuskulatur bewirken. Hinzu kommen Einschleifmaßnahmen.

6.2 Der Kreuzbiß

Diese transversale (und sagittale) Anomalie kann an jedem Zahn oder in jeder Zahngruppe auftreten. Unabhängig von der Zahl der beteiligten Zähne unterscheidet man (Abb. 58):
- Koronaler Kreuzbiß durch Zahnkippung;
- Alveolärer Kreuzbiß mit transversaler Verformung des Oberkiefers, Verkleinerung des Oberkiefer-Zahnbogens (vorzeitige Zahnverluste; Nichtanlagen) oder Überbreite des Unterkiefer-Zahnbogens;

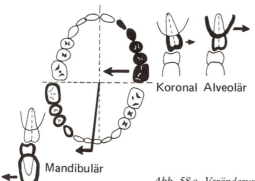

Abb. 58. Der Kreuzbiß.

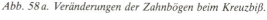

Abb. 58a. Veränderungen der Zahnbögen beim Kreuzbiß.

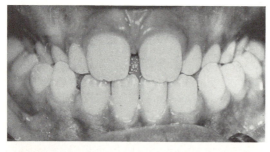

Abb. 58b. Alveolärer beidseitiger Kreuzbiß.

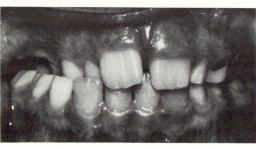

Abb. 58c. Mandibulärer Kreuzbiß mit sekundär alveolärer Komponente.

Der Kreuzbiß

– Mandibulärer Kreuzbiß mit Verlagerung des gesamten Unterkiefers nach einer Seite (mandibuläre Mittellinienverschiebung), häufig verbunden mit einseitigem Distalbiß auf der Kreuzbißseite; Symptom des „schiefen Mundes".

Andere Einteilungen unterscheiden in:
– Unilateraler Kreuzbiß/bilateraler Kreuzbiß;
– Frontaler Kreuzbiß/seitlicher Kreuzbiß/zirkulärer Kreuzbiß.

Als Ursachen für die Entstehung des Kreuzbisses sind zu nennen:
– Erbliche Komponenten;
– Zwangsführungen der Milchzähne mit u. U. frühem Auftreten der Anomalie im Milchgebiß;
– Entwicklungsstörungen des Gesichtsschädels;
– Traumen des Gesichtsschädels oder der Kiefer mit Verformung oder nachfolgender Wachstumshemmung;

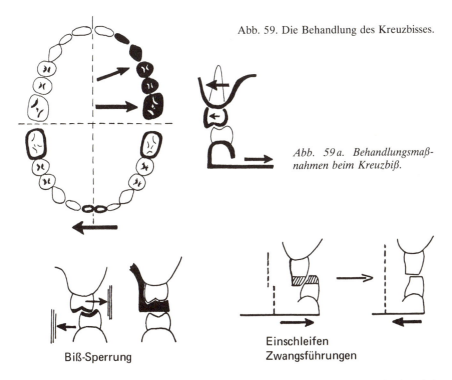

Abb. 59. Die Behandlung des Kreuzbisses.

Abb. 59a. Behandlungsmaßnahmen beim Kreuzbiß.

Biß-Sperrung

Einschleifen Zwangsführungen

Abb. 59b. Die Bißsperrung als wesentliche Maßnahme bei der Kreuzbißbehandlung.

Abb. 59c. Frühbehandlungsmaßnahme bei mandibulärem Kreuzbiß.

- einseitige Schlaflagen mit Druckeinwirkung auf den Oberkiefer oder auf den Unterkiefer mit dessen Seitverlagerung;
- vorzeitiger Durchbruch der unteren Prämolaren bei gleichzeitig palatinaler Keimlage (Kieferkompression) der oberen Prämolaren.

Während des Zahnwechsels ist oftmals ein Selbstausgleich des Kreuzbisses zu beobachten. Als Ziele der kieferorthopädischen Behandlung sind zu nennen (Abb. 59):
- Überstellen der Kreuzbißverzahnung in normale Okklusion;
- Ausformen der verformten Alveolarfortsätze;
- Einstellen des Unterkiefers in der Mittellinie.

Isolierte Kreuzbißstellungen der ersten oder der zweiten Molaren können vielfach unter Berücksichtigung eventuell entstehender Gleithindernisse belassen werden.
Folgende Behandlungsmaßnahmen kommen zur Anwendung:
- Beschleifen von Milchzahn-Zwangsführungen;
- gesteuerte Extraktionen von Milchzähnen oder von bleibenden Zahneinheiten;
- Aktivator sowie seine Modifikationen des Sektoren-Aktivators, des Quadranten-Aktivators, des Siemons-Aktivators;
- Oberkiefer-Dehnplatte mit seitlichen Aufbissen, Oberkiefer-Sektorenplatten oder Oberkieferplatte mit Bertoni-Schraube;
- intermaxilläre, an Plattengeräten verankerte Gummizüge;
- Doppelplatten mit Führungsbügeln oder Führungsspornen;
- Kopf-Kinn-Kappe mit einseitigem Zug;
- Festsitzende Behandlungsmittel;
- operative Verfahren mit Osteotomie des Oberkiefers und anschließender Mobilisierung sowie Neuausrichtung.

6.3 Der Deckbiß

Diese erbliche, vertikal-sagittal-transversale Anomalie tritt schon im Milchgebiß auf, die Steilstellung der Milchschneidezähne bewirkt eine Distalführung des Unterkiefers. Im Röntgenbild ist zu diesem Zeitpunkt eine Steilstellung der Frontzahnkeime feststellbar.
Der Deckbiß ist nicht nur als Okklusionsanomalie der Zähne, sondern als skelettale Anomalie des Mittelgesichtes anzusehen.
Folgende Kennzeichen des Deckbisses sind zu nennen (Abb. 60):
- Steilstellung der Oberkiefer-Frontzähne, man unterscheidet drei Formen der Frontzahnstellung:
Form I: 11–21 invertiert, 12–22 protrudiert,

Der Deckbiß

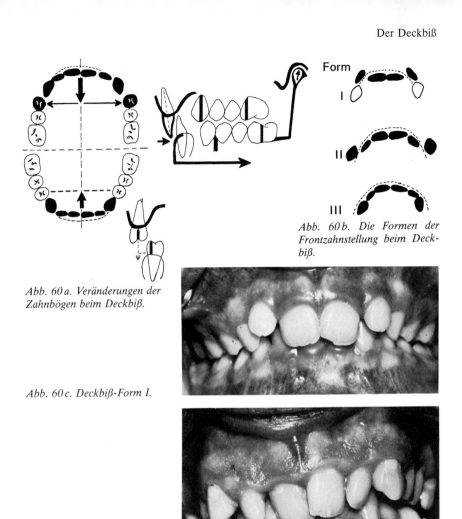

Abb. 60 b. Die Formen der Frontzahnstellung beim Deckbiß.

Abb. 60 a. Veränderungen der Zahnbögen beim Deckbiß.

Abb. 60 c. Deckbiß-Form I.

Abb. 60 d. Deckbiß-Form II.

Abb. 60 e. Deckbiß-Form III.

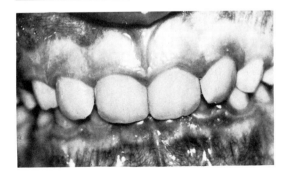

Abb. 60. Der Deckbiß.

Form II: 11–21 und 12–22 invertiert, 13–23 im Hochstand.
Form III: alle Frontzähne invertiert.
Hinzu kommen Kombinationsformen sowie Überlagerungen mit frontalen Engständen oder einer halbseitigen Protrusion;
- vielfach sekundäre Retrusion der unteren Schneidezähne;
- Tiefer Biß als skelettale Anomalie oder als verstärkter Frontzahn-Überbiß, dabei oft Einbiß (Traumatisierung) an der labialen Gingiva im Unterkiefer und palatinal hinter der Oberkiefer-Front;
- zumeist, aber nicht unbedingt distale Bißlage durch die Frontzahnführung oder anlagebedingt (Kiefergelenke);
- breite (viereckige) apikale Basis im Oberkiefer und sekundär auch im Unterkiefer;
- infolge der Überbreite oftmals Nonokklusion 14–24;
- breites Mittelgesicht mit „Großnasenprofil", prominentem Kinn und verstärkter Sublabialfalte;
- vielfach kariesresistentes Gebiß der Deckbißträger, zugleich erhebliche Parodontosegefährdung durch Überlastung der Frontzähne und Parafunktionen möglich.

Die Behandlung des Deckbisses hat das Aufrichten der Oberkiefer-

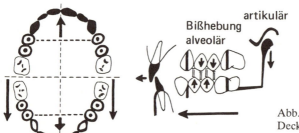

Abb. 61. Die Behandlung des Deckbisses.

Abb. 61a. Behandlungsmaßnahmen beim Deckbiß.

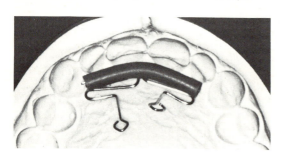

Abb. 61b. Gummi-armierte Protrusionsfedern zur Aufrichtung der Frontzähne mit Plattengeräten oder dem Aktivator.

Frontzähne, den Ausgleich der distalen Bißlage und eine Bißhebung zum Ziel (Abb. 61). Die Behandlung wird im Wechselgebiß nach dem Durchbruch der Schneidezähne (etwa 8. Lebensjahr) begonnen; eine Frühbehandlung im Milchgebiß hat keinen Einfluß auf die Steilstellung der Frontzahnkeime.

Vielfach ergeben sich lange Behandlungszeiten, es kommt häufig zu Rezidiven während der weiteren Wachstumsphasen des Gesichtsschädels. Extraktionen im Prämolarenbereich sind zur Einordnung der Eckzähne und zur Platzbeschaffung für die Oberkiefer-Frontzähne oftmals nicht zu umgehen; das klassische Gebot, Extraktionen bei Deckbißfällen zu unterlassen, fand inzwischen doch manche Einschränkungen.

Als Behandlungsgeräte können eingesetzt werden:
— Aktivator, kombiniert mit Protrusionsbehelfen oder periodischen Unterfütterungen (Guttapercha; Autopolymerisat);
— Bionator nach Balters;
— Elastischer Gebißformer nach Bimler;
— Kinetor nach Stockfisch;
— Oberkiefer-Plattengeräte mit frontalem Aufbiß zur Bißhebung bei Neutralbiß, erweitert durch Protrusionsbehelfe (Federn; Einzelschrauben; Einzelzahnsegmente);
— Oberkiefer-Vorbißplatte zur Bißverschiebung und zur Bißhebung bei tiefem Distalbiß;
— Festsitzende Behandlungsgeräte.

Die Indikation zur operativen Behandlung des Deckbisses ist bei schwerwiegenden Fällen gegeben. Sie umfaßt eine Osteotomie des Oberkieferkörpers mit dessen Mobilisierung, Osteotomien im aufsteigenden Unterkieferast zur Vorverlagerung des Unterkiefers sowie Kinnkorrekturen.

6.4 Der genuine Distalbiß

Diese sagittale Anomalie mit Distallage des Unterkiefers ist durch normal breite Zahnbögen ohne Kompression, vergrößerte inzisale Stufe oder tiefen Biß gekennzeichnet. Es besteht eine Steilstellung (Invertierung) der oberen Frontzähne, verbunden mit einer lückig-protrudierten Stellung der Unterkieferfront (Abb. 62).

Als Ursachen für den genuinen Distalbiß gelten (Abb. 63):
— Erbliche Komponenten, Steilstellung der oberen Frontzahn-Keime und Ausbleiben des physiologischen Mesialschubes nach der Geburt;
— Distal-Zwangsführungen des Unterkiefers während des Zahnwechsels durch Distalverzahnungen der Milchmolaren oder durch Lutschen.

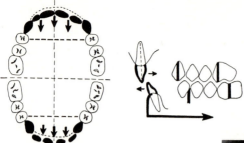

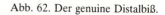

Abb. 62. Der genuine Distalbiß.

Abb. 62 a. Veränderungen der Zahnbögen beim genuinen Distalbiß.

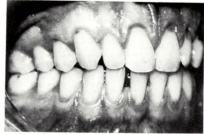

Abb. 62 b. Klinischer Befund eines genuinen Distalbisses.

Die Behandlung des genuinen Distalbisses hat einen Ausgleich der distalen Bißlage nach Ausformung der Zahnbögen (Korrektur der Frontzahnstellung) zum Ziel. Als Behandlungsgeräte werden der Aktivator oder Oberkiefer-Vorbißplatten mit Protrusionsbehelfen eingesetzt.

Der genuine Distalbiß kommt relativ selten zur Behandlung, da zumeist keine subjektiven kaufunktionellen oder kosmetischen Beeinträchtigungen vorliegen.

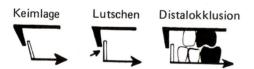

Abb. 63. Die Ursachen des genuinen Distalbisses.

6.5 Die Kompressionsanomalien (Kieferkompressionen)

6.5.1 *Die Kieferkompression mit frontalem Engstand*

Die sehr häufige transversal-sagittale Stellungsanomalie mit ihren vielfach im Oberkiefer deutlicheren Kompressionsbefunden und meist neutraler Bißlage ist durch verschiedene Formen der Frontzahnstellung gekennzeichnet (Abb. 64):

Die Kompressionsanomalien

Abb. 64. Die Kieferkompression mit frontalem Engstand.

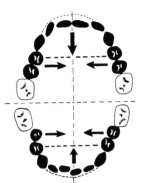
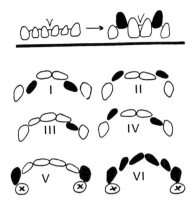

Abb. 64a (links). Veränderungen der Zahnbögen bei der Kieferkompression mit frontalem Engstand.

Abb. 64b (rechts). Formen der Frontzahnstellung bei der Kieferkompression mit frontalem Engstand.

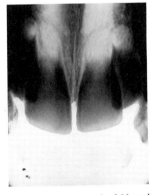
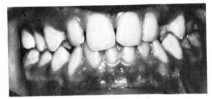
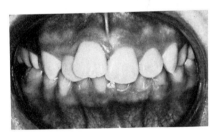
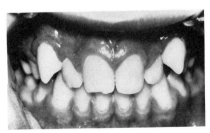

Abb. 64c. Beginnender Zahnwechsel 11 und 21 bei der Kieferkompression mit frontalem Engstand; Zahnfilm.

Abb. 64d bis f. Klinische Befunde der Kieferkompression mit frontalem Engstand.

Form I — 11 und 21 normal, 12 und 22 palatinal (progen),
Form II — 11 und 21 normal, 12 und 22 labial,
Form III — 11 und 21 normal, 12 oder 22 palatinal,
Form IV — 11 und 21 normal, ein seitlicher Schneidezahn palatinal, der andere labial,
Form V — 12, 11, 21 und 22 normal, 13 und 23 im Hochstand,
Form VI — Drehstellungen aller Frontzähne einschließlich der Eckzähne.

Hinzu kommen verschiedene Mischformen der Frontzahnstellung.
Die Frontzahnstellung im Milchgebiß ist meist noch unauffällig, die physiologische Lückenbildung bleibt aber oftmals aus. Sofern die Zähne 11 und 21 bei ihrem Durchbruch genügend Platz finden, stellen sie sich ebenfalls noch normal ein. Der frontale Engstand bildet sich dann in der Folgezeit, abhängig von der Reihenfolge des Zahnwechsels, mit der Einstellung der 12–22, der 13–23, der 14–24 oder der 15–25 aus. In ähnlicher Form kommt die Entstehung des Engstandes auch in der Unterkiefer-Zahnreihe zustande.

Als Ursachen der Entstehung des frontalen Engstandes sind zu nennen:
— Erbliche Faktoren, wie Kieferform oder Lage der Zahnkeime;
— Transversale Verformung des Oberkiefers durch fehlende Senkung des Nasenbodens infolge eingeschränkter Nasenatmung;
— reduzierte andere funktionelle Reize und Störungen des muskulären Gleichgewichtes.

Ferner kann man unterscheiden:
Primärer Engstand: Genetisch bedingt, mit einem Mißverhältnis zwischen Zahnbreite und Kiefergröße.
Sekundärer Engstand: Ausgelöst durch Umweltfaktoren, wie z. B. vorzeitige Milchzahnverluste.
Tertiärer Engstand: Entstehung relativ spät durch unterschiedliche Wachstumstendenzen im Gesichtsschädelbereich.

Die Behandlung der Kieferkompression mit frontalem Engstand bewirkt eine transversale und sagittale Nachentwicklung der Zahnbögen (Dehnen; Protrudieren) mit nachfolgender Einordnung der Frontzähne. Der Prophylaxe kommt dabei große Bedeutung zu, z. B. in Form konservierender Milchzahnversorgung, durch Eingliedern von Lückenhaltern, durch Ausschaltung von „Habits" und Steuerung der funktionellen Reize mit Hilfe der Mundvorhofplatte (MVP) sowie durch Hals-Nasen-Ohrenärztliche Behandlungsmaßnahmen.
Zur Behandlung des manifesten frontalen Engstandes sind folgende kieferorthopädische Maßnahmen zu nennen (Abb. 65):

Die Kompressionsanomalien

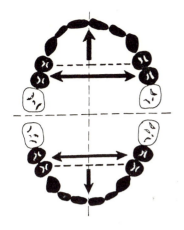

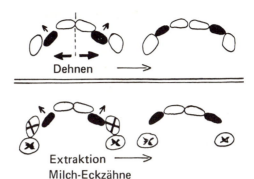

Abb. 65 a. Behandlungsmaßnahmen bei der Kieferkompression mit frontalem Engstand.

Abb. 65 b. Maßnahmen der Platzbeschaffung für die Frontzähne.

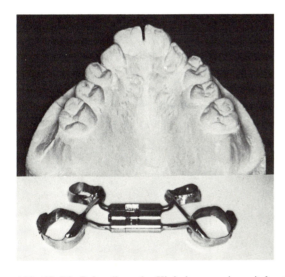

Abb. 65 c. Festsitzende Apparatur zur „Gaumennahterweiterung".

Abb. 65. Die Behandlung der Kieferkompression mit frontalem Engstand.

- Funktionskieferorthopädische Geräte verschiedener Art;
- Plattengeräte (Dehnplatten; Distalplatten; Protrusionsplatten);
- Geräte zur Gaumennahtsprengung;
- Festsitzende Behandlungsmittel.

Die Klinik der Stellungsanomalien

In vielen Fällen werden zur Platzbeschaffung für die Frontzähne oder für die Seitenzähne (Prämolaren) Entfernungen bleibender Zähne in Form der systematischen Extraktionstherapie (Hotz) oder als symptomatische Extraktionen im Zentrum des Engstandes (vgl. 12.0) erforderlich.

6.5.2 *Die Kieferkompression mit engstehender Protrusion*
Folgende Kennzeichen dieser transversal-sagittalen, bereits im Milchgebiß auftretenden Anomalie sind zu nennen (Abb. 66):

– Vergrößerte inzisale Stufe durch
  – Labialkippung der Schneidezähne (koronal),

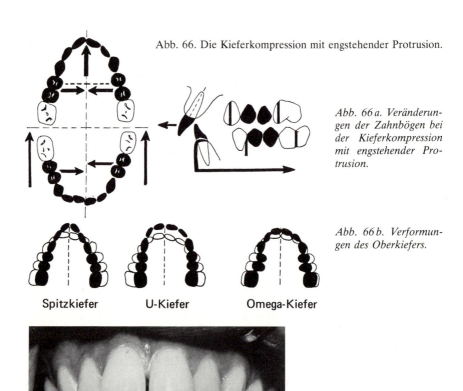

Abb. 66. Die Kieferkompression mit engstehender Protrusion.

Abb. 66a. *Veränderungen der Zahnbögen bei der Kieferkompression mit engstehender Protrusion.*

Abb. 66b. *Verformungen des Oberkiefers.*

Spitzkiefer   U-Kiefer   Omega-Kiefer

Abb. 66c. *Kieferkompression mit engstehender Protrusion.*

- Labialverformung des Alveolarfortsatzes (alveolär),
- Vorverlagerung des Oberkieferkörpers im Schädel (skelettal),
- Rückverlagerung des Unterkiefers (mandibulär);

- pathologisch hoher Gaumen mit transversaler Unterentwicklung und sagittaler Verformung:
  - Form I: Spitzkiefer mit Kompression im anterioren Abschnitt,
  - Form II: „Omega-Kiefer" mit Kompression im Bereich der Prämolaren,
  - Form III:„U-Kiefer" mit Kompression im gesamten Seitenzahnbereich;
- oftmals nur angedeuteter frontaler Engstand, da durch die Protrusion der Frontzähne ein gewisser Platzgewinn erzielt wird;
- Unterkiefer mit sekundären Verformungen;
- häufig habituelle oder durch Hindernisse im Nasenrachenraum bedingte Mundatmung mit nachfolgender funktioneller Unterentwicklung der Nasenräume und des Gaumens;
- erschwerter Mundschluß mit reduziertem Lippentonus, dadurch weitere Förderung der Protrusion (fehlender Muskeldruck; Lippenbeißen) und der Mundatmung;
- bei stark ausgeprägter Protrusion durch die Kippung der Frontzähne negativer Überbiß (offener Biß);
- distale Bißlage mit positiver inzisaler Stufe und tiefem Biß aus verschiedenen Ursachen:
  - anlagebedingter Distalbiß,
  - distale Zwangsführung des Unterkiefers durch die Kompression im Oberkiefer,
  - Distalverlagerung des Unterkiefers durch Lutschen,
  - Distalokklusion bei Neutrallage des Unterkiefers infolge Vorverlagerung des Oberkieferkörpers.

Die Kieferkompression mit engstehender Protrusion ist anlagebedingt und umweltbedingt, Mundatmung und Lutschen tragen wesentlich zu ihrer Entstehung bei.
Die kieferorthopädische Behandlung hat folgende Ziele (Abb. 67):
- Transversale Ausformung der Zahnbögen, besonders Vordehnung des Oberkiefers;
- Retrudieren der Frontzähne;
- Ausgleich der distalen Bißlage;
- alveoläre und artikuläre Bißhebung.

Die Klinik der Stellungsanomalien

Abb. 67. Die Behandlung der Kieferkompression mit engstehender Protrusion.

Abb. 67a. Behandlungsmaßnahmen bei der Kieferkompression mit engstehender Protrusion.

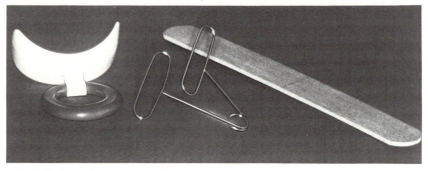

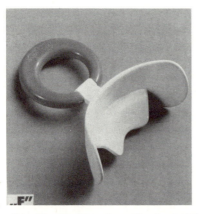 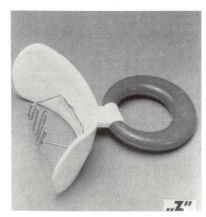

Abb. 67b. Prophylaxe- und Frühbehandlungsgeräte zur Beeinflussung der Protrusion (von links): Mundvorhofplatte nach SCHÖNHERR *(konfektioniert in zwei Größen), Lippenaktivator (Einzelanfertigung aus federhartem Draht 0,9 mm, Schlaufengröße ca. 10 × 35 mm) und Holzspatel zur Tonussteigerung der Lippenmuskulatur, zur Normalisierung der Nasenatmung und zur Retrusion der Frontzähne.*

Abb. 67c. Konfektionierte Mundvorhofplatte „F" (HINZ) *mit Einbißkappe für die unteren Schneidezähne, angezeigt bei Lutschgewohnheiten mit Rücklage des Unterkiefers (links). Konfektionierte Mundvorhofplatte „Z"* (HINZ) *mit einem Zungengitter, angezeigt bei Parafunktionen der Zunge.*

Sobald der Oberkiefer nach Vordehnung keine Distal-Zwangsführung des Unterkiefers mehr bewirkt und die Distalbißlage noch nicht okklusal, muskulär oder artikulär fixiert ist, kann man oftmals eine Spontaneinstellung des Unterkiefers in die Neutralbißlage beobachten.
Als Behandlungsmaßnahmen sind zu nennen:
- Lutschprophylaxe, u. U. mit psychologischer Hilfe;
- Mundvorhofplatte, Zungenschild u. ä. (vgl. Abb. 67 b);
- HNO-Sanierung;
- Atmungs- und Lippenübungen zur Umstellung auf Nasenatmung, zur Tonussteigerung der Lippenmuskulatur und zur Wiederherstellung des muskulären Gleichgewichtes;
- funktionskieferorthopädische Geräte; „Lutschprotrusionen" sprechen sehr gut auf die Aktivatorbehandlung an, da Transversal- und Sagittalentwicklung, Bißverschiebung und Bißhebung mit einem Gerät während der II. Phase des Zahnwechsels zu erreichen sind. Hinzu kommt eine gleichzeitige funktionelle Umstellung der Kaumuskulatur und der mimischen Muskulatur.
- Plattengeräte in Form der Dehnplatten oder der Oberkieferplatte mit Vorbißwall. Die Plattenbehandlung (Vordehnung) kann nach entsprechender Platten-Retentionsphase mit funktionskieferorthopädischen Geräten zur Bißverschiebung und zur Bißhebung kombiniert werden. Bei der Transversalentwicklung des Oberkiefers mit Plattengeräten besteht bei geringem frontalem Überbiß die Gefahr der Entwicklung eines offenen Bisses infolge der Transversalkippung von 16 und 26.
- Verfahren der Gaumennahtsprengung;
- Festsitzende Behandlungsgeräte.

Vor Behandlung der engstehenden Protrusion ist deren Ursache genau abzuklären, die Lagebeziehungen des Unterkiefers und des Oberkiefers zueinander und zur Schädelbasis sind zu analysieren (seitliche Fernröntgenaufnahme des Schädels). Ergibt sich eine Vorverlagerung des Oberkieferkörpers bei scheinbarer Unterkiefer-Rücklage, so ist die Oberkieferfront durch Rückverlagerung des Oberkiefers oder nach Extraktion von 14 und 24 zu retrudieren.

Operative Verfahren zur Behandlung der Protrusion kommen gelegentlich bei Spätfällen zur Anwendung; es handelt sich um Ostektomien im Raum 14–24 mit Rückverlagerung des frontalen Oberkiefersegmentes. Ebenso sind prothetische Maßnahmen bei Spätfällen indiziert. Sie umfassen (festsitzenden) Zahnersatz im Bereich der Oberkiefer-Frontzähne nach deren Extraktion sowie eine prothetische Bißhebung und Okklusionssicherung.

6.5.3 Die Kieferkompression mit lückiger Protrusion

Diese transversal-sagittale Anomalie ist durch eine starke positive inzisale Stufe bei distaler Bißlage und tiefem Biß gekennzeichnet (Abb. 68). Die Unterkieferfront ist oftmals erheblich retrudiert, bei ausgeprägter Protrusionsstellung der oberen Schneidezähne kann es zu einem negativen frontalen Überbiß kommen.

Abb. 68. Die Kieferkompression mit lückiger Protrusion *(siehe auch Seite 72 oben)*.

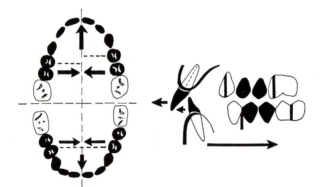

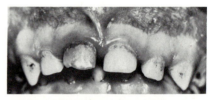

Abb. 68a. Veränderungen der Zahnbögen bei der Kieferkompression mit lückiger Protrusion.

Abb. 68b. Kieferkompression mit lückiger Protrusion (Lutschprotrusion) im Milchgebiß.

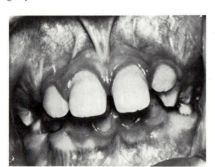

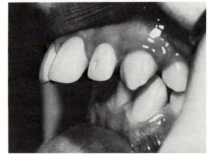

Abb. 68c. Kieferkompression mit lückiger Protrusion im Wechselgebiß.

Abb. 68d. Kieferkompression mit lückiger Protrusion im bleibenden Gebiß.

Die Kompressionsanomalien

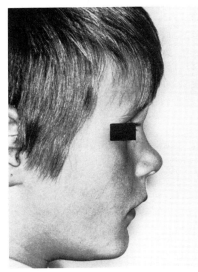 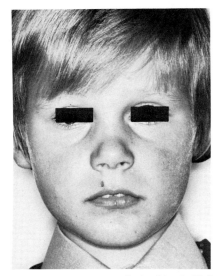

Abb. 68e und f. Lückige Protrusion durch gestörte Nasenatmung; mangelhafter Mundschluß und Lippenbeißen.

Bezüglich der Entstehung der lückigen Protrusion gilt das bei den anderen Kompressionsanomalien Gesagte; besonders eine gestörte Nasenatmung, Lutschen oder Lippenbeißen wirken sich ungünstig aus.

Vor der Behandlung sind die Ursachen genau abzuklären und die Lagebeziehungen des Unterkiefers und des Oberkiefers zueinander sowie zur Schädelbasis zu bestimmen. Folgende Behandlungsmaßnahmen sind zu nennen (Abb. 69):
– Funktionskieferorthopädische Geräte, wie Aktivator, Bionator nach Balters, Funktionsregler nach Fränkel;
– Plattengeräte (Dehnplatten; Vorbißplatte) zur Vordehnung des Oberkiefers;
– Festsitzende Behandlungsgeräte;
– Extraktionen (14, 24) in Verbindung mit abnehmbaren oder festsitzenden Behandlungsmitteln.

Operative Verfahren dienen der Schwächung des palatinalen Knochens im Bereich der Oberkieferfront durch Sägeschnitte, keilförmige Ostektomien oder Kortikalisbohrungen. Anschließend wird das so teilmobilisierte Oberkiefersegment mit kieferorthopädischen Behandlungsmitteln (Plattengeräte; Festsitzende Behelfe) retrudiert. Prothetische Behandlungsmaßnahmen zur Korrektur der Frontzahnstellung sind ebenfalls möglich.

Die Klinik der Stellungsanomalien

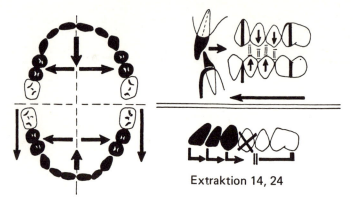

Abb. 69. Behandlungsmaßnahmen bei der Kieferkompression mit lückiger Protrusion.

6.6 Der offene Biß

6.6.1 *Der lutschoffene Biß*

Die transveral-sagittal-vertikale Anomalie mit negativem Frontzahnüberbiß oder vertikaler Nonokklusion einzelner Zahngruppen ist besonders im weniger widerstandsfähigen Oberkiefer ausgeprägt (Abb. 70). Abhängig von der Ausdehnung des offenen Bisses unterscheidet man:
– Frontal offener (zentral offener) Biß im Raum zwischen 13 und 23, mit symmetrischer oder asymmetrischer Ausbildung;
– seitlich offener Biß.
Der lutschoffene Biß tritt häufig in Kombination mit Kompressionsanomalien oder mit einem alveolären/mandibulären Kreuzbiß auf.
Es kommt zu Störungen der Kaufunktion, der Schluckmechanismen und der Zungenlage, ferner findet man Parafunktionen sowie Sprachstörungen.
Zunächst werden die Zähne und Alveolarfortsätze durch den eingeführten Lutschkörper verdrängt; daraus entstehende Zwischenlagerungen und Parafunktionen der Zunge führen zur weiteren funktionellen Verschlechterung des Gebißzustandes. Mit zunehmendem Schweregrad treten dann schließlich skelettale Verformungen am Oberkiefer und am Unterkiefer auf.
Wird das Lutschen über den Zahnwechsel hinaus fortgesetzt, überträgt sich die Verformungen der Zahnbögen sowie die daraus entstehenden Parafunktionen auf das Wechselgebiß und schließlich auch auf das bleibende Gebiß.

Der offene Biß

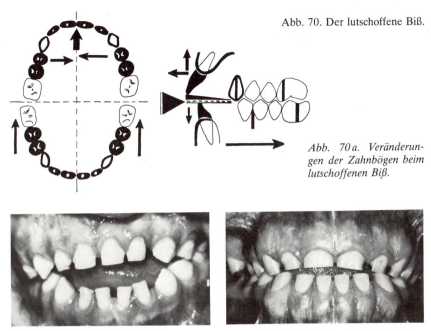

Abb. 70. Der lutschoffene Biß.

Abb. 70a. Veränderungen der Zahnbögen beim lutschoffenen Biß.

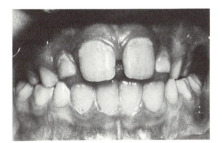

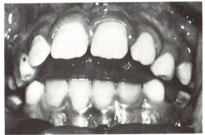

Abb. 70b und c. Formen des lutschoffenen Bisses im Milchgebiß / frühen Wechselgebiß.

Abb. 70d. Lutschoffener Biß mit Kompression des Oberkiefers.

Abb. 70e. Offener Biß durch Zungenpressen.

Nach Beseitigung der Ursachen hat die kieferorthopädische Behandlung ein Schließen des offenen Bisses zum Ziel (Abb. 71). In der Nutzperiode des Milchgebisses und in frühen Wechselgebiß-Stadien stellt die Lutschprophylaxe die wesentliche Behandlungsmaßnahme dar. Der Ausgleich von Verformungen geringeren Ausmaßes ist dann relativ einfach und erfolgversprechend, sofern das Lutschen unterbleibt und Parafunktionen der Weichteile sowie der Zunge ausgeschaltet werden können. Während des Frontzahnwechsels ist oftmals auch ein Selbstausgleich zu beobachten.

Die Klinik der Stellungsanomalien

- Versuch einer Abklärung der Ursachen für die Lutschgewohnheiten (häusliches Milieu; Schule) unter Einbeziehung der Eltern und gegebenenfalls der Erzieher;
- Lippen- und Zungen-Muskelübungen;
- Mundvorhofplatte und Zungenschilde verschiedener Art (vgl. Abb. 67);
- Funktionskieferorthopädische Geräte;
- Plattengeräte zur Einordnung der Frontzähne und zum Ausgleich begleitender Kieferkompressionen oder Kreuzbißverzahnungen;
- kombiniert abnehmbar/festsitzende Behandlungsmittel, wie z. B. Bebänderung und Verblockung der Frontzähne und Vertikalentwicklung über den an den Bändern einrastenden Labialbogen.

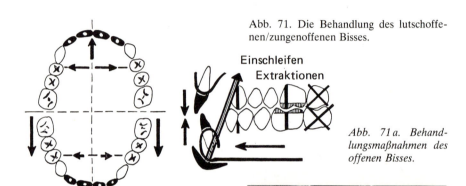

Abb. 71. Die Behandlung des lutschoffenen/zungenoffenen Bisses.

Abb. 71 a. Behandlungsmaßnahmen des offenen Bisses.

Abb. 71 b. Zungenschild (Zungengitter) auf abnehmbarer Unterkieferschiene aus zahnfarbenem Kunststoff. In diesem Fall Verhinderung einer spontanen Vertikalentwicklung der Oberkieferfront durch zu weit nach palatinal geführte Drahtschlaufen.

6.6.2 Der rachitisch offene Biß

Rachitische Veränderungen der Knochenstruktur führen zusammen mit Muskelkräften zur skelettalen Verformung des Oberkiefers und des Unterkiefers vor allem in der Vertikalen (Abb. 72). Hinzu kommen rachitisch bedingte Wachstumsstörungen sowie Mineralisationsstörungen besonders der ersten Molaren, der Schneidezähne und der Eckzähne. Folgende Kennzeichen des rachitisch offenen Bisses sind zu nennen:

Der offene Biß

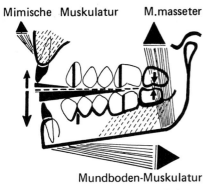

Abb. 72a. Veränderungen der Zahnbögen beim rachitisch offenen Biß, ausgelöst durch Muskelkräfte.

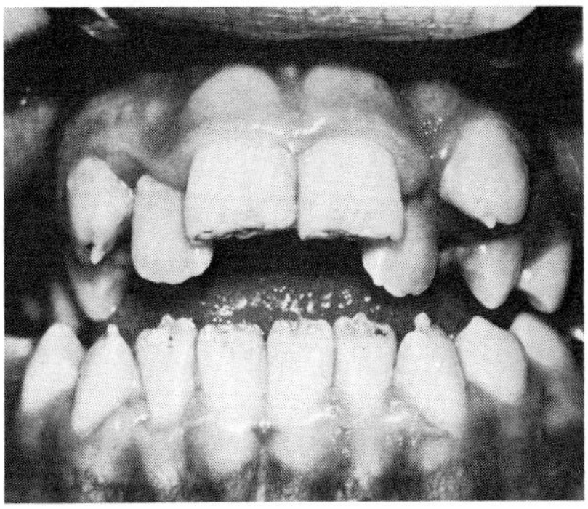

Abb. 72b. Rachitisch offener Biß.

Abb. 72. Der rachitisch offene Biß.

– Symmetrisch vertikale Nonokklusion der gesamten Zahnreihe bis zu den ersten/zweiten Molaren, vertikale Distanz zwischen den Schneidekanten der oberen und der unteren Frontzähne bis zu 15 mm;
– verzögerter Zahnwechsel, verkürzte Wurzelformen, Schmelzhypoplasien;
– abgeflachte Alveolarfortsätze und zugleich hoher Gaumen;
– bei verkürzter Oberlippe behinderter Mundschluß;
– Störungen der Kaufunktion, Parafunktionen, Sprachstörungen.

Der rachitisch offene Biß erweist sich als sehr therapieresistent, da die postrachitischen Knochenstrukturen mit kieferorthopädischen Kräften nur schwer zu beeinflussen sind und zudem eine verminderte Reaktionsbereitschaft der Gewebe besteht.
Folgende kieferorthopädische Behandlungsmaßnahmen sind zu nennen:
– Plattengeräte;
– Festsitzende Behandlungsmittel, kombinierbar mit intermaxillären Gummizügen;
– Kopf-Kinn-Kappe mit vertikalem Zug;
– Einschleifmaßnahmen (16–46, 17–47, 26–36, 27–37) zur Absenkung der Bißhöhe;
– Extraktionen im Molarenbereich.

Die Indikation zum operativen Vorgehen ist bei therapieresistenten Fällen mit starken skelettalen Verformungen gegeben. Es werden Osteotomien am Unterkieferkörper, am aufsteigenden Unterkieferast oder im Gelenkbereich sowie am Oberkieferkörper vorgenommen; die entstande-

Die Klinik der Stellungsanomalien

nen Segmente lassen sich nach partieller oder totaler Mobilisierung anschließend in verbesserter Okklusion reponieren. Ferner kann eine operative Zungenverkleinerung durchgeführt werden.

Mit Plattengeräten (Ausrichtung einzelner Zähne) oder funktionskieferorthopädischen Geräten (funktionelle Umstellung der Muskulatur) sowie mit Kopf-Kinn-Kappen erfolgt vielfach noch eine kieferorthopädische Nachbehandlung des chirurgisch versorgten Falles.

Mit prothetischen Mitteln kann ein normaler Frontzahnüberbiß hergestellt werden (Kronen; Frontzahnbrücke).

6.6.3 Der iatrogen offene Biß

Kieferorthopädische Behandlungsmaßnahmen können negative Veränderungen der Bißhöhe und die Entstehung eines frontal oder seitlich offenen Bisses nach sich ziehen (Abb. 73):
– Aufbißbehelfe mit zu starker Bißsperrung bedingen infolge artikulärer und muskulärer Umstellungen ein Aufgehen des Bisses;

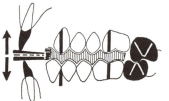

Abb. 73. Der iatrogen offene Biß.

Abb. 73a Unkontrollierte Bißhebung und Bißöffnung durch Verlängerung der 17 und 27 hinter Aufbißbehelfen.

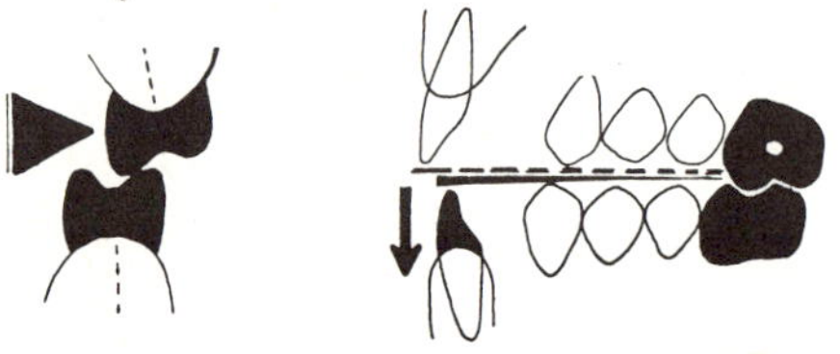

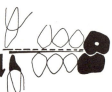

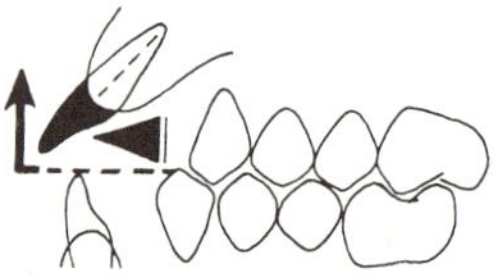

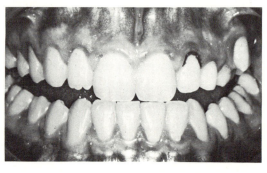

Abb. 73c. Offener Biß durch Labialkippung (Protrudieren) der Frontzähne.

Abb. 73b. Offener Biß durch Dehnen mit Bukkalkippung der 16 und 26.

Abb. 73d. Seitlich offener Biß nach kieferorthopädischer Behandlung.

- Funktionskieferorthopädische Geräte führen durch artikuläre und muskuläre Umstellung bei zu starker Bißsperrung ebenfalls zu ähnlichen Ergebnissen. Ferner können unkontrolliert ausgeführte Bißhebungen alveolärer Art (Freigeben der Stützzonen) oder sich unbemerkt hinter der Sperrungszone von Aufbißbehelfen oder funktionskieferorthopädischen Geräten verlängernde zweite Molaren einen zirkulär offenen Biß auslösen;
- ausgedehnte Transversal- oder Sagittalbewegungen der ersten oder zweiten Molaren ergeben durch die veränderten Höckerstellungen eine Verringerung des frontalen Überbisses;
- eine nicht erkannte vertikale Wachstumstendenz (Fernröntgenbild) kann in Verbindung mit unzweckmäßigen Behandlungsmaßnahmen die Gefahr einer offenen, sehr therapieresistenten Entwicklung ergeben.

6.6.4 *Der traumatisch offene Biß*

Traumatische Einflüsse auf die Zähne, die Kiefer und das Schädelskelett nehmen bei Kindern und Jugendlichen ständig zu, sie können verschiedene Formen des offenen Bisses bedingen (Abb. 74):

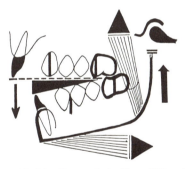

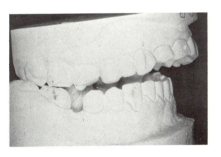

Abb. 74. Der traumatisch offene Biß.

Abb. 74a. Traumatisch offener Biß nach Gelenkfortsatzfraktur.

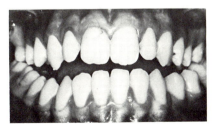

Abb. 74c und d. Formen des offenen Bisses nach Gelenkfortsatzfrakturen.

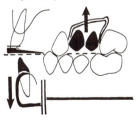

Abb. 74b. Frontal / seitlich traumatisch offener Biß nach Oberkiefer-Alveolarfortsatzfraktur, Unterkieferkörperfraktur und Kronenfraktur der Frontzähne.

Die Klinik der Stellungsanomalien

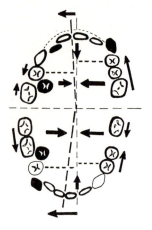

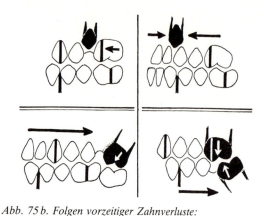

Abb. 75 a. Die Veränderungen der Zahnbögen als Folge vorzeitiger Zahnverluste.

Abb. 75 b. Folgen vorzeitiger Zahnverluste:
oben links: Verlust 65 mit Retention 25 und Distalokklusion 26;
oben rechts: Verlust 63 mit Retention 23, progener Verzahnung 21 und 22, Distalokklusion 24–26;
unten links: Verlust 26 mit Kippung und Verlängerung 27 sowie Mesialokklusion der Oberkiefer-Seitenzähne;
unten rechts: Verlust 36 mit Verlängerung 26, Kippung 37 und Distalokklusion 33-35.

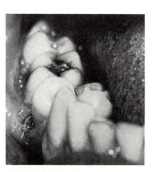

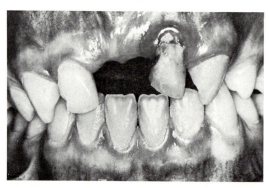

Abb. 75 c. Vorzeitiger Verlust 85 mit Lingualverlagerung des 45.

Abb. 75 d. Traumatischer Verlust 11, 21 mit Okklusionsverschiebung; Karies 22.

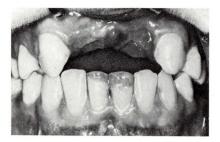

Abb. 75 e. Traumatischer Verlust 12, 11, 21, 22 und Kronenfrakturen 31, 41.

Der offene Biß

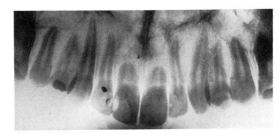

Abb. 75f. Frontzahntrauma 11, 21 mit erheblichen Wurzelresorptionen; diese Zähne sind langfristig nicht erhaltungsfähig.

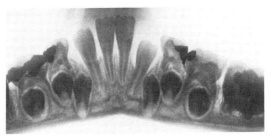

Abb. 75g. Vorzeitiger Verlust 73, 83 mit Platzverlust für 33 und 43 durch Kippung der Schneidezähne.

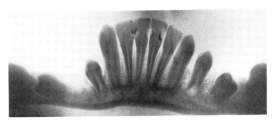

Abb. 75h. Vorzeitiger Verlust 36, 46 mit Distalwanderung und Kippung der 35 und 45.

◄ Abb. 75. Die Folgen vorzeitiger Zahnverluste.

- Frakturen des Oberkiefers, des Unterkieferkörpers oder der Kiefergelenke können zu einem offenen Biß führen. Wird dieser bei der Frakturversorgung als traumatisch erkannt und die Okklusion im ursprünglichen Zustand eingestellt, so wird er zumeist ein vorübergehender Befund sein;
- narbige Veränderungen der oberflächlichen oder der tiefen Halsweichteile, z. B. nach Verbrennungen oder Schnittverletzungen (Windschutzscheibe) können durch den Narbenzug zu Verformungen des Unterkiefers mit Entstehung eines offenen Bisses führen;
- tuberkulöse oder aktinomykotische Veränderungen der Halslymphknoten wirken sich ähnlich aus.

6.6.5 *Der offene Biß infolge skelettaler Entwicklungsstörungen*
Entwicklungsstörungen des Gesichtsschädels oder des Gesamtorganismus

sind teilweise von typischen Formen eines offenen Bisses begleitet, so z. B. bei Contergan-Schädigungen, bei Systemerkrankungen des Skelettes oder zerebralen Entwicklungsstörungen.

6.7 Die Folgen vorzeitiger Zahnverluste

Vorzeitige Verluste von Milchzähnen und von bleibenden Zähnen (erste Molaren) können transversale, sagittale und auch vertikale Stellungsanomalien verursachen. Etwa 25 % aller Stellungsanomalien beruhen auf solchen vorzeitigen Zahnverlusten (Abb. 75):
– Transversale und sagittale Wachstumshemmungen im Oberkiefer und im Unterkiefer;
– Zahnwanderungen mit Drehung, Engstand, Kippung im Frontzahn- und im Seitenzahnbereich;
– u. U. Durchbruchsbeschleunigung bleibender Zähne;
– Retention/Verlagerung bleibender Zähne;
– Asymmetrien der Zahnbögen, der Kiefer oder des Schädelskelettes;
– alveoläre oder mandibuläre Mittellinienverschiebungen;
– Okklusionsveränderungen: Mesialokklusion vor allem bei Zahnverlust oder Zahnwanderung im Oberkiefer, Distalokklusion bei Zahnverlusten oder Zahnwanderung im Unterkiefer;
– Bißverschiebungen durch mandibuläre Zwangsführung;
– Reduzierung oder Verlust der Stützzonen;
– Ausbildung von Gleithindernissen durch Wanderung, Kippung oder Verlängerung von Zähnen;
– vielfältige Folgeerkrankungen für das Kauorgan oder für den Gesamtorganismus.

Als Ursache der vorzeitigen Zahnverluste sind vor allem zu nennen:
– Mangelhafte Prophylaxe hinsichtlich Zahnpflege und Überwachung der Gebißentwicklung;
– unzureichende konservierende Versorgung im Milchgebiß, im Wechselgebiß und in der Nutzperiode des bleibenden Gebisses;
– unzulängliche kieferorthopädische Überwachung oder Behandlung.

Die Behandlung der Folgen vorzeitiger Zahnverluste beginnt bei der Prophylaxe (Abb. 76):
– Milchzahnversorgung mit Füllungen, Konturbandfüllungen oder konfektionierten Milchzahnkronen unter Erhaltung der Kontaktpunkte und der Okklusion. Damit können Zahnwanderungen im Bereich der Frontzähne und der Seitenzähne verhindert werden. Der Raum für die nachfolgenden bleibenden Zähne wird erhalten.

Die Folgen vorzeitiger Zahnverluste

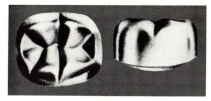

Abb. 76. Maßnahmen zur Behandlung der Folgen vorzeitiger Zahnverluste.

Abb. 76a. Konfektionierte Milchmolarenkronen zur konservierenden Milchzahnversorgung.

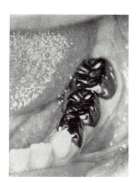 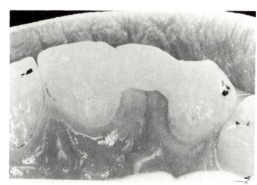

Abb. 76b.   *Abb. 76b.*

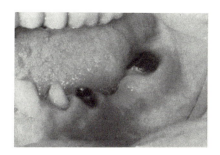

Abb. 76b.

Abb. 76b. Prothetische Versorgung im Wechselgebiß zur Erhaltung der Kaufähigkeit und zum Offenhalten der Lücken durch Überkronungen sowie durch provisorische Brücken im Frontzahn- und im Seitenzahnbereich. Brücken können allerdings Entwicklungshemmungen des Kiefers auslösen, sie sind daher regelmäßig zu überwachen und ggf. zu erneuern.

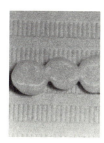 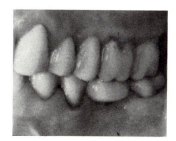

- Eingliedern von Lückenhaltern an abnehmbaren Geräten (Platten; Aktivator) oder als festsitzende Behelfe.
- Platzbeschaffung für die Eckzähne oder für die zweiten Prämolaren, die infolge ihres späten Durchbruches besonders von Zahnwanderungen und von einem Platzmangel betroffen werden, mit Hilfe funktionskieferorthopädischer Geräte, mit Plattengeräten (Protrusionsplatte; Distalplatte) oder durch festsitzende Behandlungsmittel.

Lückenhaltergeräte dürfen die beiden Nachbarzähne der Lücke nicht starr verblocken, da sonst sagittale oder transversale Wachstumshemmungen entstehen können. Plattengeräte mit Lückenhalterbehelfen (Kunststoffsattel; Drahtelemente) oder Kinderprothesen können ebenfalls zu Wachstumshemmungen führen. Sie sind möglichst mit Nachstellschrauben zu versehen und unterliegen einer regelmäßigen Überwachung und Neuanfertigung bis zum Abschluß des Zahnwechsels und des Kieferwachstumes. Zahnlücken sollten zur Verbesserung der Kaufunktion, zur antagonistischen Abstützung und im Frontzahngebiet aus kosmetischen Gründen mit Kunststoff-Kauflächen oder Zahnersatz abgedeckt werden.

Extraktionen von Milchzähnen oder von bleibenden Zähnen in Form der Ausgleichsextraktionen im Zentrum des Platzmangels oder als systematische Extraktionstherapie sind zur Behandlung der Folgen vorzeitiger Zahnverluste angezeigt bei
- verkleinerter und schmaler apikaler Basis,
- transversalen Differenzwerten ab -5 mm,
- sagittalen Längenwerten (2–6) unter 21 mm,
- Platzverlusten für den einzuordnenden Zahn um mehr als die halbe Zahnbreite.

Bei Neutralbißverhältnissen sind Extraktionen in beiden Kiefern möglich; Gegenextraktionen im Gegenkiefer sind zur Erzielung einer guten Seitenzahnokklusion stets zu erwägen. Einseitige Extraktionen bringen die Gefahr alveolärer Asymmetrien (Mittellinienverschiebung) und sekundär der mandibulären Seitabweichung mit sich. Bei Distalbißlagen oder Distalokklusion sollten, wenn zur Einordnung der Zähne ausreichend, Extraktionen nur im Oberkiefer erfolgen. Umgekehrte Verhältnisse ergeben sich beim Mesialbiß oder bei Mesialokklusion. Eine gute Gesamtokklusion des Seitenzahnbereiches mit sicher verzahnter Bißlage ist in ungünstigen Ausgangssituationen höher zu bewerten als eine genaue Rekonstruktion der Mittellinie; gesunde Zähne sollten nicht nur zur kosmetischen Einstellung der Mittellinie (s. o.) extrahiert werden.

Falls Zahnwanderungen zum Restlückenschluß oder zur Okklusionsverbesserung angestrebt werden, kann der dafür erforderliche Raum durch

Die Folgen vorzeitiger Zahnverluste

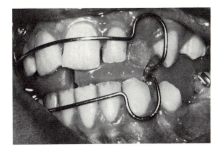

Abb. 76c. *Vorzeitiger Verlust 63 und 75; Offenhalten der Lücken durch Kunststoffsättel am Aktivator und einen Haltedorn mesial an 36.*

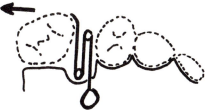

Abb. 76d. *Federelement als Lückenhalter an einer Platte.*

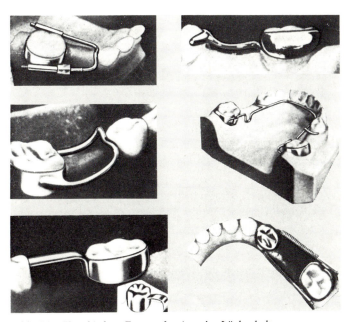

Abb. 76e. *Verschiedene Formen festsitzender Lückenhalter.*

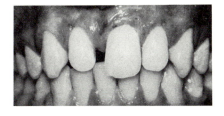

Abb. 76f. *Traumatischer Verlust 11; Zustand während der Einordnung des 12 und der rechten Seitenzahnreihe mit dem Aktivator, gegebenenfalls spätere Kronenversorgung des 12.*

Einschleifen oder eine vorzeitige Entfernung von Milchzähnen geschaffen werden. Dies sollten aber stets kontrollierte Maßnahmen sein, um Zahnkippungen oder übermäßigem Platzverlust rechtzeitig vorbeugen zu können.

Die oben gegebenen allgemeinen Hinweise sind abhängig von der jeweiligen individuellen Ausgangssituation anzuwenden, zu kombinieren oder zu variieren.

6.7.1 *Der Eckzahnhochstand*

Außerhalb der Zahnreihe in Höhe der vestibulären Umschlagfalte oder palatinal/lingual durchbrechende Eckzähne, die ohne kieferorthopädisches Eingreifen in ihrer Fehlstellung verbleiben würden, werden als im Hochstand, Außenstand oder Labial-/Palatinal-/Lingualstand befindlich bezeichnet (Abb. 77).

Als Ursachen dieser Stellungsanomalie sind zu nennen:
– Deckbiß – Anlage;
– Kieferkompression mit frontalem Engstand;
– Folgen vorzeitiger Zahnverluste;
– Zahnkeimverlagerung;
– Persistenz von Milchzähnen (unechte Zahnüberzahl).

Im Hinblick auf die kaufunktionelle und kosmetische Bedeutung der Eckzähne sind sie nach Möglichkeit in guter Okklusion in die Zahnreihe einzuordnen.

Voraussetzungen zur Einordnung sind
– günstige Achsenrichtung und Wurzelform;
– Kooperationsbereitschaft des vorher eingehend über die Bedeutung und die Dauer der Behandlung zu informierenden Patienten.

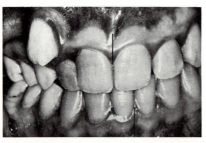

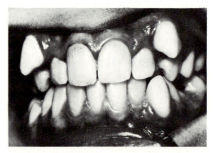

Abb. 77. Der Eckzahnhochstand.

Abb. 77a. Vorzeitiger Verlust 53 mit Hochstand des 13, Distalokklusion rechts und alveolärer Mittellinienverschiebung im Oberkiefer nach rechts. Zu beachten ist der Belagansatz auf 12.

Abb. 77b. Vorzeitiger Verlust 53, 63, 73, 85 mit Außenstand 13, 23, 33; 45 retiniert.

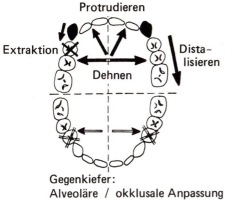
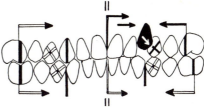

Abb. 78a. Maßnahmen zur Behandlung des Eckzahnhochstandes.

Abb. 78b. Vorzeitiger Verlust des 63 führt zum Hochstand des 23. Die Einordnung dieses Zahnes erfordert umfangreiche Maßnahmen, unter Verlust von 4 bleibenden Zähnen:
Extraktion 24– Einordnung 23 und Restlückenschluß;
Extraktion 34– Okklusionsanpassung links;
Extraktion 14, 44– Okklusionsanpassung, Erhaltung der Symmetrie.

Abb. 78. Die Behandlung des Eckzahnhochstandes.

Die Einordnung des Eckzahnes kann in den meisten Fällen als vorrangig gegenüber der Erhaltung eines zur Platzbeschaffung zu extrahierenden Nachbarzahnes angesehen werden.

Zur Einordnung des Eckzahnes kommen verschiedene kieferorthopädische Behandlungsmaßnahmen zur Anwendung; sie sind abhängig vom jeweiligen Ausgangsbefund zu wählen und zu kombinieren (Abb. 78):
– Platzbeschaffung durch transversale Nachentwicklung;
– Platzbeschaffung durch sagittale Nachentwicklung, Protrudieren der Front oder Distalisieren der Seitenzähne; die Planung und Durchführung dieser Zahnbewegungen ist abhängig von der Richtung der den Platzmangel auslösenden Zahnwanderungen. Distalbewegungen der Seitenzähne erfordern vorherige Röntgen-Lagekontrolle der 2. und 3. Molaren, um deren spätere Retention zu vermeiden.
– Ausgleichsextraktionen im Zentrum des Platzmangels, gegebenenfalls mit Extraktion im Gegenkiefer;
– approximales Beschleifen oder Extraktion der zweiten Milchmolaren. Deren Überbreite gegenüber den zweiten Prämolaren bedeutet einen zusätzlichen Platzgewinn.

Folgende Behelfe zur Eckzahn-Einordnung an Behandlungsgeräten sind zu nennen (vgl. 6. 8. 2):
– Führungsschlaufen am Labialbogen;
– Führungsdorne funktionskieferorthopädischer Geräte;
– orale/vestibuläre Federelemente (Druckfedern);

- Bänder oder in Klebetechnik befestigte Zugbehelfe mit intra- oder intermaxillären Gummizügen;
- festsitzende Außenbögen.

6.8 Die sonstigen Stellungsanomalien

6.8.1 Die bialveoläre Protrusion und die bialveoläre Retrusion

Diese vorwiegend sagittale Anomalie weist eine Protrusion bzw. Retrusion beider Frontzahnreihen auf, bei der bialveolären Protrusion findet man zudem meist lückige Frontzahnstellungen, es besteht hier das Symptom des „vollen Mundes" (Abb. 79). Die Kiefer sind normal breit, die Bißlage ist neutral.

Bei der Entstehung dieser Anomalie spielen erbliche Faktoren eine wesentliche Rolle, hinzu kommen Einflüsse der Zungenlage und des Zungendruckes.

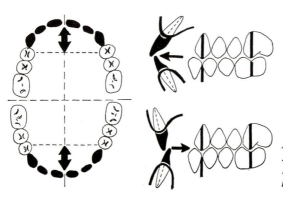

Abb. 79. Die bialveoläre Protrusion und die bialveoläre Retrusion.

Abb. 79a. Veränderungen der Zahnbögen bei der bialveolären Protrusion und bei der bialveolären Retrusion.

Abb. 79b und c. Klinischer Befund der bialveolären Protrusion.

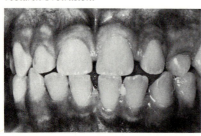

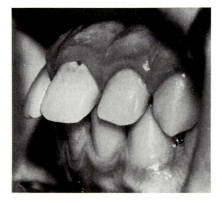

Als Behandlungsziel ist in beiden Fällen die Einordnung der Frontzähne durch Retrudieren/Protrudieren anzustreben; hinzu kommt in einzelnen Fällen eine Bißhebung. Die bialveoläre Protrusion und die bialveoläre Retrusion erweisen sich als sehr therapieresistent. Als Behandlungsmittel werden funktionskieferorthopädische Geräte und Plattengeräte eingesetzt. Extraktionen der ersten Prämolaren oder je eines Schneidezahnes im Oberkiefer und im Unterkiefer sind als unterstützende Maßnahmen zur Verkürzung der Frontzahnbögen beschrieben. Ferner ist eine operative Distalverlagerung und Aufrichtung der frontalen Alveolarfortsätze nach Ostektomien im Bereich der ersten Prämolaren möglich.

6.8.2 *Die Zahnretention und die Zahnkeimverlagerung*
Bei dieser in vielfältigen Formen und Kombinationen mit anderen Stellungsanomalien auftretenden transversal-sagittal-vertikalen Veränderung der Zahnstellung und auch der Zahnbögen sind zu unterscheiden:
6.8.2.1 Die *Zahnretention* (Abb. 80) beschreibt bleibende Zähne in regelrechter Durchbruchsrichtung, die aus endogenen oder exogenen Ursachen nach Abschluß des physiologischen Durchbruchszeitraumes die Okklusionsebene nicht erreichen.

Abb. 80. Die Zahnretention.

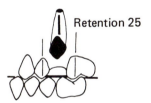

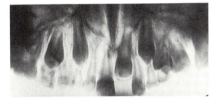

Abb. 80a. Die Zahnretention.

Abb. 80b. Retention des 21.

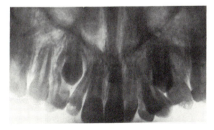

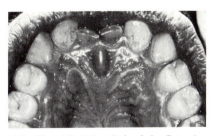

Abb. 80c. Retention 13 infolge vorzeitigen Verlustes 53: Transposition 23 zwischen 24 und 25 mit Retention des 23.

Abb. 80d. Klinischer Befund der Retention 11 und 21 mit Persistenz der 51 und 61 bei 16jährigem Patienten.

Die Klinik der Stellungsanomalien

6.8.2.2 Bei der *Zahnkeimverlagerung* (Abb. 81) erscheinen bleibende Zähne während ihres physiologischen Durchbruchszeitraumes in abnormer Stellung zum Zahnbogen.

Abb. 81. Die Zahnkeimverlagerung.

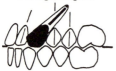

Abb. 81a. Die Zahnverlagerung.

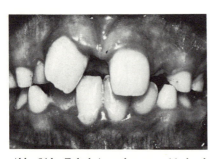

Abb. 81b. Zahnkeimverlagerung 11 durch Odontoid im Raum 11–21.

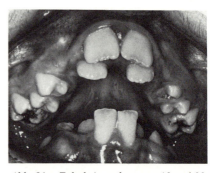

Abb. 81c. Zahnkeimverlagerung 12 und 22.

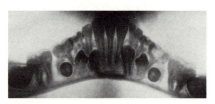

Abb. 81d. Primäre Zahnkeimverlagerung 35 und 45; Nichtanlage eines unteren Schneidezahnes; Doppelbildung 73.

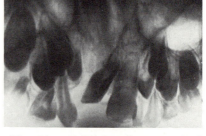

Abb. 81e. Zahnkeimverlagerung durch Lippen-Kiefer-Gaumen-Spalte; Mineralisationsstörung an 11, 21 und Entwicklungsstörungen der 12, 22.

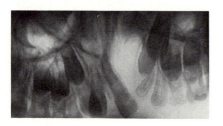

Abb. 81f. Zahnkeimverlagerung durch Lippen-Kiefer-Gaumen-Spalte.

6.8.2.3 Die *Zahnretention und Zahnkeimverlagerung* (Abb. 82) bedeuten, daß bleibende Zahneinheiten in abnormer Lage aus endogenen oder exogenen Ursachen nach Abschluß des physiologischen Durchbruchszeitraumes die Okklusionsebene nicht erreichen.

Abb. 82, I. Die Retention und Verlagerung von Zähnen.

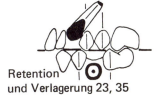

Abb. 82 a. Die Retention und Verlagerung

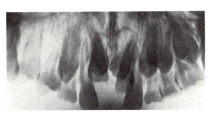

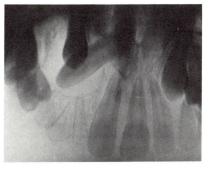

Abb. 82 b. Retention und Verlagerung 11, 21 durch Odontoide.

Abb. 82 c. Retention und Verlagerung 12 durch follikuläre Zyste 12; Retention 13. Der Zahn 12 war (zugunsten des 13) nicht einzuordnen.

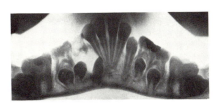

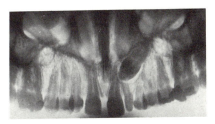

Abb. 82 d. Zahnkeimverlagerung 43, 44 durch radikuläre Zyste an 84; vorzeitiger Verlust 83.

Abb. 82 e. Retention und Verlagerung 23; Nichtanlage 12, Zapfenzahn 22. Zur Einordnung des 23 ist die Extraktion des 22 und des persistierenden 63 erforderlich.

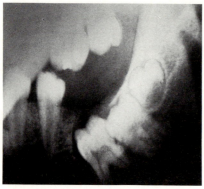

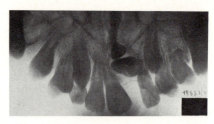

Abb. 82 h. Retention und Verlagerung 21 durch Odontoid; Verlagerung 11; Retention 23 durch vorzeitigen Zahnverlust des 63.

Abb. 82 f. Retention und Verlagerung 36, 37 mit Mineralisationsstörungen; vermutlich sekundäre Ursache durch frühes Trauma (Fraktur im Kieferwinkelbereich).

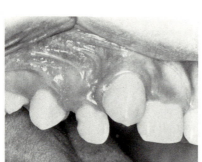

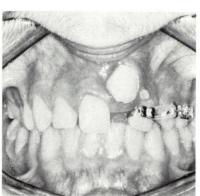

Abb. 82 i. Retention und Verlagerung 45 und 47 bei Persistenz des 85; 25jähriger Patient.

Abb. 82, II. Die Retention und Verlagerung von Zähnen.

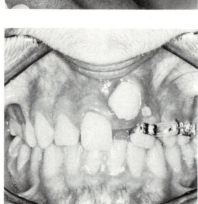

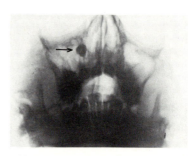

Abb. 82 g. Transposition des Zahnes 13 zwischen 11 und 12 (oben); Transposition des 23 in den Raum 21 mit Verlagerung und Retention beider Zähne.

Abb. 83. Infraorbitale, paranasale Dystopie des 13.

6.8.2.4 Die *Zahnkeimdystopie* (Abb. 83) beschreibt eine Verlagerung von Zahneinheiten außerhalb der zahntragenden Kieferabschnitte, so z. B. im aufsteigenden Unterkieferast, in der Nasenhöhle oder in der Orbita.

6.8.2.5 Die *Zahntransposition* (vgl. Abb. 80 c und 82 g) findet sich bei bleibenden Zähnen in regelrechter Achsenstellung, die im Platztausch mit Nachbarzähnen stehen; die Okklusionsebene kann während des Durchbruchszeitraumes erreicht werden.
Verschiedene Zahneinheiten sind von der Retention oder von der Verlagerung besonders häufig betroffen (Abb. 84), wobei folgende Reihenfolge der Häufigkeit festzustellen ist:
13 – 23 / 11 – 21 / 35 – 45 / 38 – 48 / 18 – 28.
Als Ursachen für Retention und Verlagerung von Zähnen sind zu nennen (Abb. 85):
- Primär:
  - Erbfaktoren;
  - nicht mehr feststellbare Umwelteinflüsse;
- Sekundär:
  - persistierende Milchzähne, Odontoide, Zysten u. ä. mit direkter Wirkung auf den Zahnkeim;
  - Milchzahntraumen mit indirekter Wirkung auf den Zahnkeim;
  - chirurgische Eingriffe mit Traumatisierung des Zahnkeimes oder Ausbildung durchbruchshemmender Narbengewebe;
  - vorzeitige Zahnverluste;
  - Lippen-Kiefer-Gaumen-Spalten.

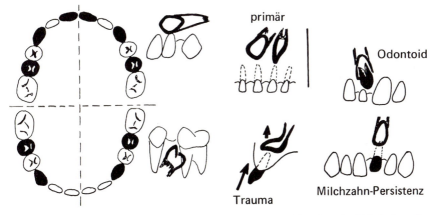

Abb. 84. Von der Zahnkeimverlagerung hauptsächlich betroffene Zahneinheiten.

Abb. 85. Die Ursachen der Zahnkeimverlagerung.

Die Klinik der Stellungsanomalien

Frühzeitige Hinweise auf das Vorliegen einer Anomalie der Zahnentwicklung und des Zahndurchbruches erhält man durch
- Ausbleiben der betreffenden Zahneinheiten zum physiologischen Durchbruchstermin;
- Auftreten der Zahneinheiten an atypischer Stelle;
- Beschwerden im Bereich der betreffenden Zahneinheit oder an deren Nachbarzähnen (Schmerz; Schwellung; Stellungsänderung; Lockerung).

Abb. 86. Die Röntgendiagnostik bei der Zahnkeimverlagerung.

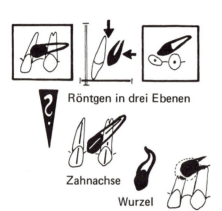

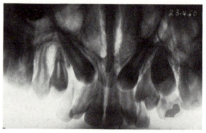

Abb. 86b. *Lageübersicht mit der Panorama-Vergrößerungsaufnahme; Zahnkeimverlagerung 13, 23.*

Abb. 86a. *Die Röntgendiagnostik bei der Zahnkeimverlagerung.*

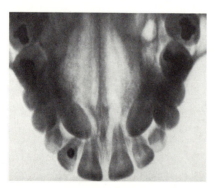

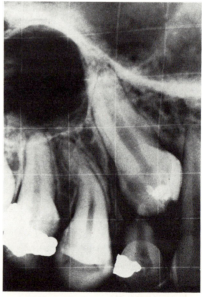

Abb. 86c. *Axiale Lageübersicht mit einer Oberkiefer-Aufbißaufnahme; Erfassung der dritten Dimension.*

Abb. 86d. *Zahnfilm-Zielaufnahme zur Detaildarstellung der Hartgewebsstrukturen: Meßrasteraufnahme zur Lokalisation und zur Größenbestimmung. Original 30 × 40 mm.*

Die sonstigen Stellungsanomalien

Durch prophylaktische Überwachung der Gebißentwicklung mit regelmäßigen klinischen Untersuchungen und mit einer Röntgen-Übersichtsuntersuchung des Gebisses kann der Zeitpunkt der Erkennung solcher Anomalien vorverlegt werden. Zahlreiche Fälle lassen sich dann mit geringerem Aufwand in Richtung einer normalen Gebißentwicklung steuern. Röntgenaufnahmen in den drei Ebenen (Abb. 86) sind zur genauen Lokalisation des retinierten/verlagerten Zahnes für die Diagnostik und für die Behandlung unerläßlich. Zweckmäßig hierzu sind:
- Panorama-Übersichtsaufnahme (vgl. 4.2.4 und 4.2.5) zur Gesamtdarstellung des Kiefers und der Lagebeziehungen des Zahnes zu seiner Umgebung;
- Zahnfilmaufnahme zur Erfassung der Feinstrukturen;
- Aufbißaufnahme zur Lagedarstellung in der 3. Dimension.

Es gilt, die Achsenrichtung des Zahnes, den Grad seiner Wurzelbildung und seiner Mineralisation, seine Wurzelform sowie die umgebenden Knochenstrukturen zu beurteilen. Weiter ist auf Resorptionsvorgänge an den Nachbarzähnen oder auf zystische Veränderungen des Zahnsäckchens zu achten.

Aus dem klinischen Befund und aus dem Röntgenbefund ergibt sich die jeweilige weitere Behandlungsplanung, vielfach in Zusammenarbeit mit dem Kieferchirurgen (Abb. 87):
- Platzbeschaffung zur Herstellung des Durchbruchsraumes durch Dehnen, Protrudieren oder Distalisieren; hierdurch wird in zahlreichen Fällen bei günstiger Achsenrichtung bereits eine Spontaneinordnung erreicht;
- Entfernung von Durchbruchhindernissen, wie z. B. persistierenden Milchzähnen oder Odontoiden und zunächst Versuch der Spontaneinordnung;
- Ausgleichsextraktionen bleibender Zähne;
- Extraktion/approximales Beschleifen überbreiter Milchmolaren;

Abb. 87. Die Einordnung retinierter oder verlagerter Zähne, Platzbeschaffung.

Entfernen Hindernis

Lückenöffnung

Abb. 87a. Primärmaßnahmen zur Einordnung retinierter oder verlagerter Zähne.

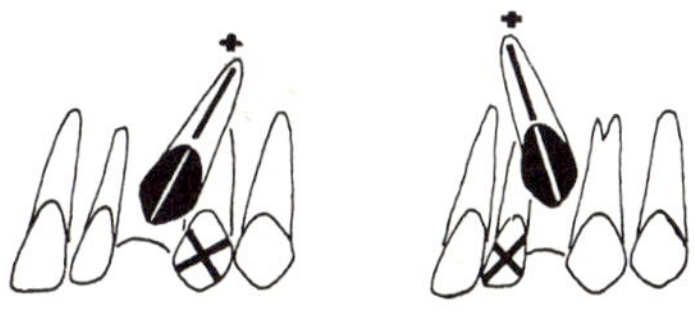

Abb. 87b. Die Lückenöffnung durch Ausgleichsextraktion: Abhängig von der Lage der Wurzelspitze und von der Zahnachsenrichtung des 23 Extraktion des 24 (links) oder des 22 (rechts).

– frühzeitige Entfernung retinierter oder verlagerter Zähne, falls sie nicht einzuordnen sind. Bei der Entfernung wiederum müssen Schäden an den Nachbarzähnen oder an Gefäßen und Nerven vermieden werden. Zur Einordnung prognostisch ungünstig zu beurteilender retinierter oder verlagerter Zähne dürfen keine voreiligen Extraktionen gesunder Zähne durchgeführt werden.

Der Spontandurchbruch eines retinierten oder verlagerten Zahnes kann nach der Platzbeschaffung (s. o.) über etwa 3–6 Monate abgewartet werden, wenn die Lage des einzuordnenden Zahnes nur wenig von der Normallage abweicht. Während dieses Zeitraumes sind regelmäßige klinische Kontrollen (Platzverhältnisse; Nachbarzähne; Einordnungstendenz) erforderlich. Hinzu kommen Röntgenkontrollen zur Überwachung der Spontaneinordnung und zur Früherkennung anderer pathologischer Veränderungen (Resorptionsvorgänge; follikuläre Zyste; u. a.).

Aus der Vielzahl der apparativen Behelfe zur Steuerung des Spontandurchbruches und zur Einordnung des Zahnes in die Zahnreihe seien genannt (Abb. 88):

Abb. 88. Die apparative Einordnung verlagerter Zähne.

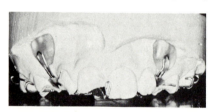

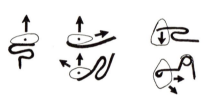

Abb. 88a. Oberkieferplatte als Lückenhalter für 13 und 23 sowie als Trägergerät für Druckpelotten zum Durchbruchsanreiz der retinierten 13 und 23.

Abb. 88b. Federelemente zur Einordnung verlagerter Zähne.

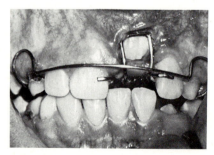

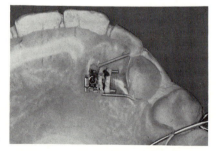

Abb. 88c. Zahnkeimverlagerung 21: Nach operativer Freilegung Einordnung durch Führungsbügel, Lückenhalterdorne für 21.

Abb. 88d. Sektorenplatte zur Einordnung des palatinal verlagerten 23 mit miniaturisierter, doppelt geführter Schraube.

- Druckauflagen auf der Schleimhaut über dem retinierten oder verlagerten Zahn in Form von Plattensätteln oder Pelotten; diese können zusätzlich periodisch unterfüttert werden;
- Führungs- und Federelemente verschiedener Form und Drahtstärke zur Beeinflussung der Durchbruchsrichtung, als Träger dienen Platten oder funktionskieferorthopädische Geräte;
- Einzelzahn-Schrauben (Madenschraube; Federbolzenschraube) oder über miniaturisierte Schrauben geführte Einzelzahnsegmente an Plattengeräten.

Bleibt der Spontandurchbruch aus, ist damit von Anfang an nicht zu rechnen oder besteht die Gefahr einer Schädigung von Nachbarzähnen, erfolgt die operative Freilegung des retinierten oder verlagerten Zahnes. Nach chirurgischer Darstellung der Krone unter Vermeidung von Schäden an den Nachbarzähnen und unter geringstmöglicher Traumatisierung der Umgebung ist intraoperativ über den weiteren Ablauf zu entscheiden:

- Chirurgische Entfernung des Zahnes, falls die Achsenrichtung für eine Einordnung zu ungünstig oder der Einordnungsweg zu lang ist; ferner bei möglicher Gefährdung der Nachbarzähne infolge zu enger Lagebeziehungen;
- Beseitigung von Durchbruchshindernissen (Milchzähne; Odontoide; bleibende Zähne) und Präformierung des Durchbruchsweges mit Resektion des Alveolarknochens und der Gingiva.

Die Anschlingung des retinierten oder verlagerten Zahnes dient seiner Einordnung unter aktiven Zugkräften. Diese sind je nach der gewählten Zugrichtung transversal, sagittal oder vertikal sehr genau auszurichten und zu dosieren. Als Widerlager für die Zugkräfte am Zahn kennt man verschiedene Behelfe (Abb. 89–94):

- Intraoperativ parapulpär einzementierte Häkchen;
- intraoperativ mit inzisaler Kronenperforation angelegte Kronenschlingen (Gefahr der Pulpenschädigung, der Sekundärkaries und des Ausbrechens der Schneidekante);
- intraoperativ angelegte Zahnhalsschlingen; um den Zahnhals zirkulär erreichen zu können, sind vielfach erhebliche Knochenverluste erforderlich;
- intraoperativ oder postoperativ aufgebrachte Bänder oder Gußringe;
- postoperativ anzulegende Häkchen, Knöpfe oder Brackets, Befestigung mit selbstpolymerisierenden Klebern oder z. Zt. optimal in UV-Klebetechnik.

Es ist in jedem Falle zweckmäßig, die Wunde nicht völlig zu verschließen (Narbengewebe), sondern durch Schleimhautexzision oder Tamponade

Die Klinik der Stellungsanomalien

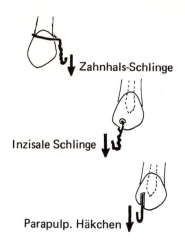

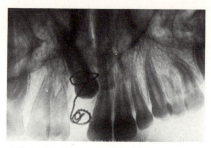

Abb. 89b. Retention und Verlagerung 13, Nichtanlage 12; Zustand nach operativer Freilegung und Anschlingung. Der vestibulär-orale Abschnitt der Drahtligatur ist vor Anlegen des Gummizugs zu kürzen.

Abb. 89a. Anschlingungsbehelfe; inzwischen zunehmende Anwendung intraoperativ oder postoperativ geklebter Zugbehelfe (vgl. Abb. 93a und 167a).

Abb. 89c. Gegossener Ring mit Gummizug-Knöpfchen zur Einordnung des 13 bei kurzer klinischer Krone.

Abb. 89. Die Behelfe zur Anschlingung retinierter oder verlagerter Zähne.

Abb. 90. Der Labialbogen am Aktivator als Gummizug-Widerlager; Oberkiefer-U-Schlaufe mit zusätzlicher Anschlingungsschlaufe zur Umlenkung oder als Widerlager für den Gummizug.

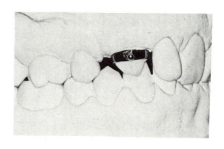

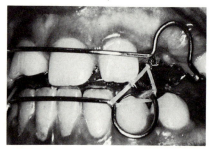

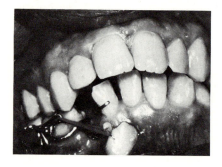

Abb. 91. Retention und Verlagerung 43; Zustand nach operativer Freilegung und Anschlingung mit Kronenschlinge und Kunststoffkügelchen als Gummizug-Widerlager. Unterkieferplatte mit Behelfen zum Einhängen des Gummizugs und mit einer Mesialfeder zur Aufrichtung des gekippten 42.

Die sonstigen Stellungsanomalien

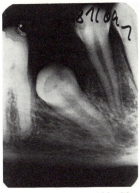
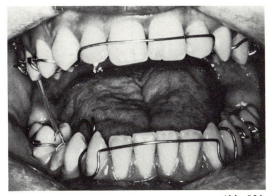

Abb. 92a.   *Abb. 92b.*

Abb. 92. Retention und Verlagerung des 45; Einordnung nach Lückenöffnung und operativer Freilegung (Kronenschlinge) mit Gummizug.

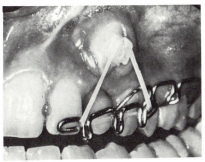
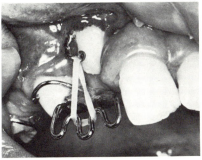

Abb. 93a. Retention und Verlagerung 23 bei Persistenz des 63; Einordnung mit postoperativ nach Freilegung geklebtem Plastikteil, Gummizug und Anschlingungsbügel. Der persistierende 63 muß noch entfernt werden.

Abb. 93b. Zahnkeimverlagerung 13, Zustand nach operativer Freilegung und Anschlingung (Zahnhalsschlinge); Anschlingungsbügel als Gummizug-Widerlager. 12 mußte zur Einordnung des 13 entfernt werden.

Abb. 93. Die Anschlingung zur Einordnung verlagerter Zähne.

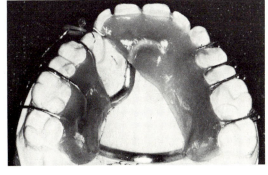

Abb. 94. Skelettierte Oberkieferplatte als Anschlingungswiderlager; Stabilisierung durch einen die ursprüngliche Eckzahnstellung umgehenden Bügel.

eine Verbindung der Krone des einzuordnenden Zahnes mit der Mundhöhle offenzuhalten.
Als Widerlager für die Zugkraft dienen abhängig von den gegebenen Verankerungsverhältnissen und anderen zusätzlichen Behandlungsmaßnahmen (vgl. Abb. 90–94)
— Funktionskieferorthopädische Geräte,
— Oberkiefer- oder Unterkiefer-Platten,
— Festsitzende Behandlungsmittel,
— extraorale Behelfe (Kopf-Kinn-Kappen u. a.).
Bei Zahnkeimverlagerungen mit einer für die Einordnung ungünstigen Achsenrichtung besteht die Möglichkeit der Zahnerhaltung durch Transplantation. Hierzu muß der verlagerte Zahn in seiner Gesamtheit entfernt werden; nach Wurzelbehandlung und Präparation einer neuen knöchernen Alveole wird das Transplantat anschließend in die Zahnreihe eingefügt und geschient. Als durchschnittliche Funktionsdauer gilt, sofern keine Fehlbelastungen vorliegen, ein Zeitraum von etwa 5 Jahren.
Ferner kennt man Zahnkeim-Transplantationen, so z. B. zum Ersatz eines frühzeitig entfernten ersten Molaren durch einen Weisheitszahnkeim.
Vor Durchführung einer Einordnung retinierter oder verlagerter Zähne ist der Patient über den Sinn dieser Maßnahme, über die Abschnitte des Verfahrens sowie über die relativ lange Zeitdauer solcher Behandlungen zu informieren. Die Einordnung dieser Zähne kann unter günstigen Voraussetzungen auch noch bei älteren Patienten durchaus erfolgversprechend sein. Als Alternativlösung bietet sich hier aber oftmals die operative Entfernung mit nachfolgender prothetischer Versorgung an.

6.8.3 *Die Überzahl und die Unterzahl von Zähnen*

6.8.3.1 Die *Zahnüberzahl* (Hyperdontie) kann im gesamten Gebiß isoliert oder in Verbindung mit anderen Stellungsanomalien auftreten sowie Folgeanomalien auslösen.
Die echte Zahnüberzahl ist besonders häufig im Bereich des Zwischenkiefers, wobei eine Reihenfolge der Häufigkeit festzustellen ist:
12 – 22 / 11 – 21 / 31 – 41 / 52 – 62.
Man unterscheidet folgende Formen der echten Zahnüberzahl:
— Mesodens (Mesiodens) als überzähliger, im Bereich der Oberkiefermitte durchbrechender Zahn mit Wurzelbildung und meist kegelförmiger Krone (Abb. 95);
— Odontoide (Abb. 96) als überzählige Zahngebilde unterschiedlicher Form, Größe und Hartgewebestrukturen, teilweise mit Wurzel. Sie

Die sonstigen Stellungsanomalien

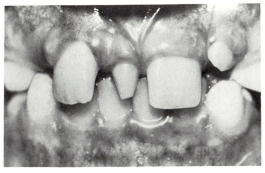 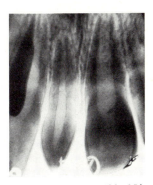

Abb. 95a. *Abb. 95b.*

Abb. 95. Zahnüberzahl: Mesodens.

kommen in unterschiedlicher Zahl und Lage vor allem im Bereich des Zwischenkiefers vor.
- Odontom als Fehlentwicklung der Zahnbildungsgewebe mit Ausbildung von Schmelz-Dentin-Zement-Konglomeraten oder von überzähligen Zahneinheiten unterschiedlicher Zahl, Form und Größe.

Abb. 96, I. Zahnüberzahl: Odontoide.

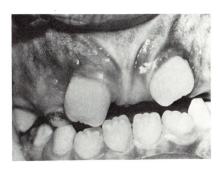

Abb. 96a. Zahnüberzahl (Odontoid) mit Zahnkeimverlagerung 11 und 21.

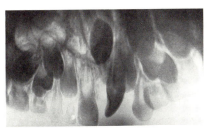 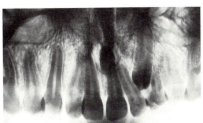

Abb. 96b. Zahnüberzahl (Odontoid) im Raum 11, 21 mit Zahnkeimverlagerung 21. Zur Einordnung des 21 ist die operative Entfernung des Odontoides erforderlich.

Abb. 96c. Odontoid im Raum 11, 21 ohne Auswirkung auf die Gebißentwicklung; vorerst kein operatives Eingreifen erforderlich. Vorzeitiger Verlust 63, Nichtanlage 25.

Die Klinik der Stellungsanomalien

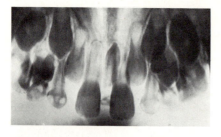
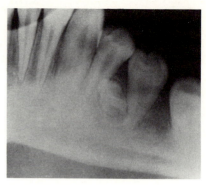

Abb. 96 d. Odontoid im Raum 11, 21; sofern der Lückenschluß 11–21 erschwert wird, kann die operative Entfernung des überzähligen Zahngebildes vorgesehen werden. Persistierender Milchzahn-Wurzelrest zwischen 11 und 21.

Abb. 96 e. Odontoid im Bereich 34–35.

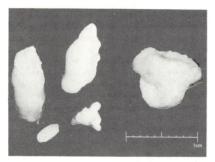
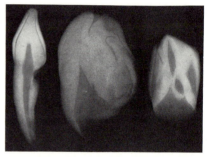

Abb. 96 f. Operationspräparate eines Falles von Zahnüberzahl (Odontoide).

Abb. 96 g. Röntgen-Strukturanalyse von Odontoiden.

Abb. 96, II. Zahnüberzahl: Odontoide.

Doppelbildungen regulärer Zähne treten zumeist im Bereich der oberen Frontzähne auf, man findet sie aber auch an anderer Stelle sowie im Milchgebiß (Abb. 97–99). Frühe Teilungen der Zahnanlage führen zur doppelten Ausbildung des betreffenden Zahnkeimes:
– Zwillingsbildung aus regulärem und überzähligem Zahn mit vollständiger Ausbildung beider Zahneinheiten oder mit Entwicklungshemmungen eines oder beider Zähne; beide Zahneinheiten können abhängig von den Platzverhältnissen die Okklusionsebene nebeneinander oder hintereinander erreichen, eine oder beide Zahneinheiten können aber auch verlagert sein;
– Verwachsung mit Verbindung regulärer Zähne und überzähliger Zähne im Bereich des Wurzelzementes bei gemeinsamer Alveole;
– Verschmelzung mit Verbindung regulärer Zähne und überzähliger

Die sonstigen Stellungsanomalien

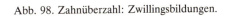
Abb. 98. Zahnüberzahl: Zwillingsbildungen.

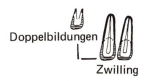

Abb. 97. Doppelbildungen der Zähne.

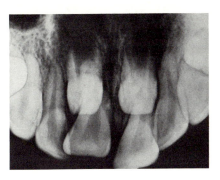

Abb. 98 a. Zwillingsbildung 11, 21.

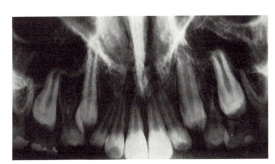
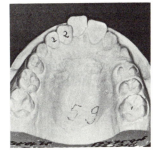

Abb. 98 b und c. Röntgenbefund und Modellbefund einer Zwillingsbildung des 12.

Abb. 99. Die Verschmelzung von Zähnen.

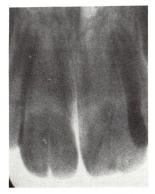
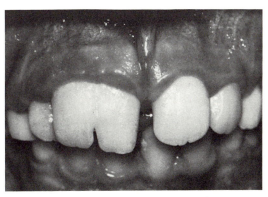

Abb. 99 a. Doppelbildung 11, 21 mit Verschmelzung. *Abb. 99 b. Doppelbildung 11 mit Verschmelzung.*

Zähne im Bereich des Zementes und des Dentines bei gemeinsamer Wurzel und teilweise getrennten Kronen.

Die Milchzahn-Persistenz bedeutet ein Bestehenbleiben von Milchzähnen in der Zahnreihe über den physiologischen Zahnwechsel-Zeitraum hinaus. Die Ursachen dieser Anomalie sind in gestörten Resorptionsvorgängen zu suchen; sie können ausgelöst werden durch
– hormonelle Fehlsteuerungen,
– Nichtanlagen bleibender Zähne,
– Fehlbelastungen (Minderbelastung),
– Verlagerung bleibender Zähne, u. a.

Eine unechte Zahnüberzahl ist gegeben, wenn ein Milchzahn neben seinem bleibenden Nachfolger in der Zahnreihe persistiert.

Die kieferorthopädische Behandlung der Zahnüberzahl und ihrer Folgen für die Gebißentwicklung erfordert individuelle Lösungen zur Einordnung der Frontzähne und der Seitenzahngruppen in kaufunktionell und kosmetisch günstiger Stellung.

Die Entfernung überzähliger Zähne ist angezeigt, wenn klinisch oder röntgenologisch Veränderungen an den Nachbarzähnen oder Störungen der Gebißentwicklung zu erwarten sind oder deutlich werden. Ein Belassen überzähliger Zähne im Kiefer erfordert die Unterrichtung des Patienten (und seiner Eltern) über diese Lage und die daraus u. U. entstehenden Folgen. Regelmäßige klinische und röntgenologische Kontrollen des Befundes vermögen Folgeerkrankungen (Zyste; Resorptionen; u. a.) vorzubeugen.

6.8.3.2 Die *Zahnunterzahl* (Hypodontie) tritt in unterschiedlicher Ausdehnung sowohl im Milchgebiß als auch im bleibenden Gebiß auf. Sie kann von anderen Stellungsanomalien begleitet werden oder solche auslösen. Man unterscheidet ferner die scheinbare Zahnunterzahl infolge Retention oder Verlagerung vorhandener Zahneinheiten von der echten Zahnunterzahl.

Bei der Häufigkeit der Zahnunterzahl (Nichtanlage) ist folgende Reihenfolge der einzelnen betroffenen Zahngruppen zu nennen:
12 – 22 / 35 – 45 / 15 – 25 / 31 – 41 / 38 – 48 / 18 – 28.

Folgende Formen der echten Zahnunterzahl werden unterschieden (Abb. 100–105):
– Hypodontie als Fehlen einzelner Zähne im Frontzahn- oder im Seitenzahnbereich;
– Oligodontie oder partielle Anodontie als Fehlen einer oder mehrerer Zahngruppen;
– Anodontie als Ausbleiben des Milchgebisses und/oder des bleibenden

Abb. 100. Die Zahnunterzahl im Frontzahnbereich.

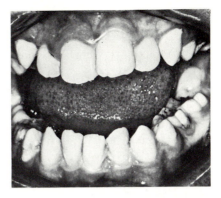

Abb. 100a. Nichtanlage 31.

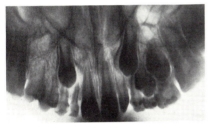

Abb. 100b. Nichtanlage 12, Zapfenzahn 22, Persistenz 52; zur Einordnung der 13 und 23 wird die Entfernung von 52, 53, 22, 63 erforderlich.

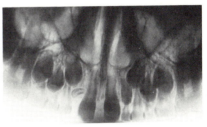

Abb. 100c. Rudimentärer Zahnkeim 22 als Durchbruchshindernis für 23.

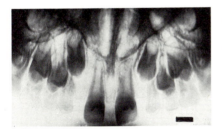

Abb. 100d. Nichtanlage 12 und 22.

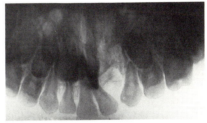

Abb. 100e. Zustand bei Lippen-Kiefer-Gaumenspalte mit Nichtanlage 22, 23.

Gebisses in der Mehrzahl seiner Zähne; häufig verbunden mit anderen ektodermalen Dysplasien.

Zapfenzähne stellen reguläre Zähne mit einer Entwicklungshemmung ihrer Krone (Konusform; Reduzierung der Breite) und/oder der Wurzel (Verkürzung) dar. Sie sind vielfach als Vorstufe einer Hypodontie dieser Zahneinheiten in der folgenden Generation anzusehen. Betroffen sind vor

Die Klinik der Stellungsanomalien

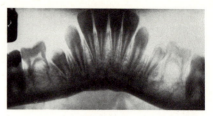

Abb. 101 b. Nichtanlage 35 und 45.

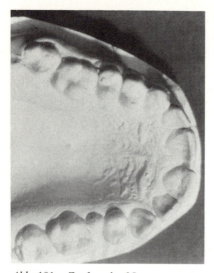

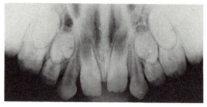

Abb. 101 a. Zapfenzahn 25.

Abb. 101. Die Zahnunterzahl im Seitenzahnbereich.

Abb. 102. Nichtanlage 12, 13 und 22, 23.

allem die seitlichen Schneidezähne im Oberkiefer und die Weisheitszähne. Die Behandlung der Zahnunterzahl erfordert individuelle Lösungen zur optimalen kaufunktionellen und kosmetischen Einordnung der verbleibenden Zahneinheiten; im Frontzahngebiet ist Lückenschluß anzustreben (Abb. 106). Die Gesamtokklusion und die Abstützung der Bißhöhe sind verbleibenden Zahnlücken überzuordnen. Eine definitive prothetische Versorgung des Lückengebisses kann erst nach Abschluß des Kieferwachstumes erfolgen.

6.8.4 *Das Mißverhältnis zwischen Zahn- und Kiefergröße*
Diese kaufunktionell und kosmetisch störenden Anomalien (Abb. 107) entstehen durch erbliche Faktoren oder durch Umwelteinflüsse mit Formveränderungen der Kiefer oder mit Entwicklungshemmungen der Zahnkeime.
Die Behandlung (Abb. 108) hat individuelle, kaufunktionell und kosmetisch zufriedenstellende Lösungen mit Hilfe kieferorthopädischer und prothetischer Maßnahmen zum Ziel.

Die sonstigen Stellungsanomalien

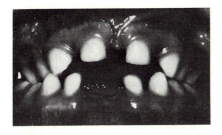

Abb. 103 a. Zahnunterzahl im Milchgebiß; Nichtanlage 52, 62, 71, 81.

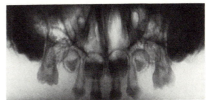

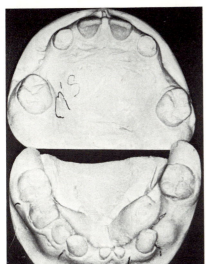

Abb. 103 b. Partielle Anodontie mit Nichtanlage der 54, 52, 62, 64 und der 15, 14, 12, 22, 24, 25; Formveränderungen der Milchzahnkronen und retardierte Entwicklung der Keime 16, 13, 11, 21, 23, 26.

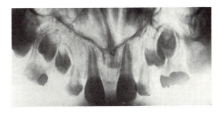

Abb. 103 c und d. Weitere Fallbeispiele partieller Anodontie.

Abb. 103. Die multiple Zahnunterzahl.

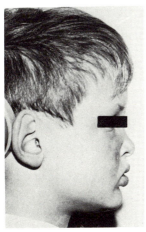
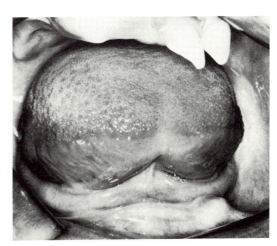

Abb. 104 a und b. Fallbeispiel einer ektodermalen Dysplasie mit Oligodontie.

Abb. 105. Dentinogenesis imperfecta mit Zahnunterzahl und Veränderungen der Zahnformen sowie der Hartgewebsstrukturen.

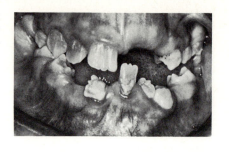

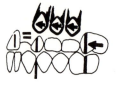

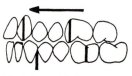

Prothetische Versorgung

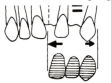

Lückenschluß durch Mesialverschiebung

Abb. 106 a. Behandlung der Zahnunterzahl (22).

Extraktion persist. 75:

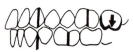

Abb. 106 b. Nichtanlage des 35: Darstellung der möglichen Folgen einer unterlassenen Ausgleichsextraktion des 25.

Verlängerung 27   Verlängerung 25, Kippung 36

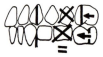 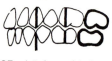

Ausgleichsextraktion 25: Lückenschluß

Zahnunterzahl.

Abb. 106. Behandlung der Zahnunterzahl.

Normale Relation Zahnbogen (ZB) : Zähne (Z) = 1:1 – –

Zahnbogen normal bei zu kleinen Zähnen = 1:½;

Zahnbogen normal bei zu großen Zähnen = 1:2;

Zahnbogen zu groß bei normalen Zähnen = 2:1;

Zahnbogen zu groß bei zu kleinen Zähnen = 2:½;

Zahnbogen zu klein bei zu großen Zähnen = ½:2;

Zahnbogen zu klein bei normalen Zähnen = ½:1.

Abb. 107. Formen der Mißverhältnisse zwischen Zahn- und Kiefergröße.

Die letztgenannte Form findet sich auch bei anderen Stellungsanomalien, wie bei der Kieferkompression mit frontalem Engstand oder bei Folgen vorzeitiger Zahnverlust, sie ist nur im weiteren Sinne zu 8.4 zu zählen.

Die sonstigen Stellungsanomalien

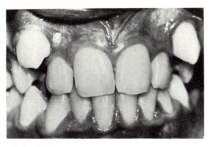

Abb. 107 a.

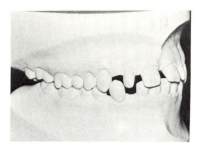

Abb. 107 b.

Noch Abb. 107. Formen der Mißverhältnisse zwischen Zahn- und Kiefergröße.

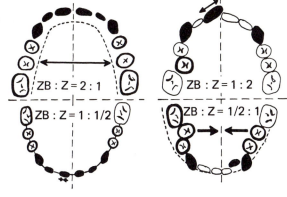

Abb. 107 c.

Abb. 108 a. Kombiniert kieferorthopädisch-prothetische Versorgung.

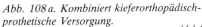

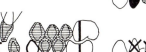

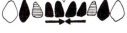

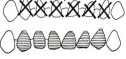

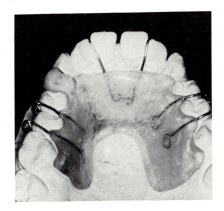

Abb. 108 b. Oberkieferplatte mit Mesialfedern zum Lückenschluß 11–21 sowie mit Zahnersatz zur kaufunktionellen und kosmetischen Versorgung der Lücke zwischen 13 und 14.

Abb. 108. Die Behandlung des Mißverhältnisses zwischen Zahn- und Kiefergröße.

Die Klinik der Stellungsanomalien

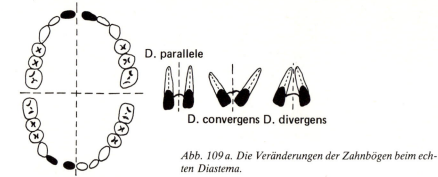

Abb. 109 a. Die Veränderungen der Zahnbögen beim echten Diastema.

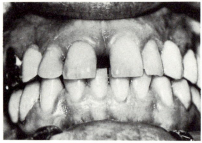

Abb. 109. Das echte Diastema.

Abb. 109 b. Echtes Diastema im Oberkiefer.

Abb. 109 c. Echtes Diastema im Unterkiefer an atypischer Stelle; asymmetrischer Ansatz des Lippenbändchens.

6.8.5 Das Diastema
Man versteht darunter Lückenbildungen zwischen den Frontzähnen, wobei man unterscheidet:
6.8.5.1 Das *echte Diastema* (Abb. 109) als Lückenbildung zwischen 11 und 21 oder zwischen 31 und 41 ist stets erblich. Die endgültige Diagnose ist erst nach Abschluß des Zahnwechsels mit dem Durchbruch der zweiten Molaren zu stellen. Die Anomalie weist neutrale oder distale Bißlage auf, sie ist oftmals mit einer Protrusion der Frontzähne verbunden. Ferner tritt ein tief über den Alveolarfortsatz hinweg bis zur Papilla incisiva ansetzendes Lippenbändchen auf; im Röntgenbild erscheinen die Knochenstrukturen zwischen 11 und 21 durch das einstrahlende Bändchen aufgelockert.
6.8.5.2 Das *unechte Diastema* (Abb. 110) als Lückenbildung zwischen den mittleren Schneidezähnen im Oberkiefer oder im Unterkiefer zeigt während des Zahnwechsels häufig eine Rückbildung. Als Ursachen sind zu nennen:

Abb. 110. Das unechte Diastema.

Lippenbändchen

12, 22 i.D.

Zahndrehung

Abb. 110a. Die Ursachen des unechten Diastemas.

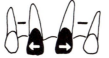
Nichtanlage 12, 22

Mesodens / Odontoid

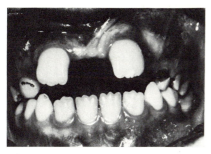

Abb. 110b. Unechtes Diastema infolge Odontoid zwischen 11 und 12.

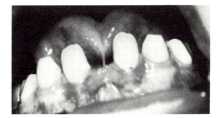

Abb. 110c. Unechtes Diastema durch Nichtanlage 32 und 42; Zungenbändchen mit Fixierung der Zungenspitze.

– Physiologische Lückenbildungen mit Rückgang beim Durchbruch der seitlichen Schneidezähne oder der Eckzähne;
– Kompressionsanomalien mit Drehung der mittleren Schneidezähne oder mit lückiger Protrusion;
– Zahnkeimverlagerungen;
– Zahnüberzahl (Mesodens; Odontoide);
– Zahnunterzahl der seitlichen Schneidezähne;
– Mißverhältnis zwischen Zahn- und Kiefergröße;
– Folgen vorzeitiger Zahnverluste mit Auflockerung der Frontzahnstellung;
– Wanderungs-Paradontose.

Die Behandlung des Diastemas hat den Lückenschluß zwischen den mittleren Schneidezähnen zum Ziel, sie beginnt mit der II. Phase des Zahnwechsels. Beim echten Diastema werden lange Retentionszeiten erforderlich, es ist eine hohe Rezidivquote beschrieben.

Die Exzision eines tief ansetzenden Lippenbändchens als vorbereitende Maßnahme zur Diastema-Behandlung ist schließlich nur bei wenigen Fällen der Lückenbildung zwischen 11 und 21 erforderlich. Man sollte zunächst den Durchbruch der seitlichen Schneidezähne und sogar der Eckzähne abwarten und einen Lückenanschluß mit apparativen Behelfen versuchen.

Als Behandlungsmittel sind zu nennen:
- Funktionskieferorthopädische Geräte mit Distaldornen;
- Plattengeräte mit Mesialfedern;
- Festsitzende Behandlungsmittel in Form kleiner festsitzender Maßnahmen, gegebenenfalls in Kombination mit Plattengeräten, oder als Außenbogen.

Ungesicherte Gummiringe zur Behandlung des Diastemas sind unzulässig, da sie in die Zahnfleischtaschen abrutschen und längs der Wurzeln in apikaler Richtung wandern (Abb. 111). Damit wird der Verlust der einzuordnenden Schneidezähne, oftmals mit Teilen des Alveolarfortsatzes unvermeidlich. Zur unblutigen Extraktion von Milchzähnen kann das Verfahren allerdings bei Extraktionsangst des Kindes oder bei Gerinnungsstörungen erfolgreich angewandt werden.

Operative Verfahren der Diastema-Behandlung erstrecken sich auf eine Osteotomie im Raum 11–21 mit anschließender Reposition zum Lückenschluß. Hinzu kommt die chirurgische Entfernung von überzähligen Zähnen beim unechten Diastema sowie die Exzision des Lippenbändchens in therapieresistenten Fällen.

Die prothetische Versorgung des Diastemas mit Kronen schließt oftmals die kieferorthopädische Behandlung ab.

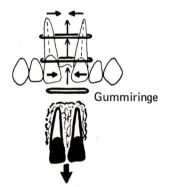

Abb. 111. Zahnverlust 11, 21 bei der Diastemabehandlung durch ungesicherte Gummiringe.

7.0. DIE BEHANDLUNGSGERÄTE

Man unterscheidet folgende Gruppen kieferorthopädischer Behandlungsgeräte, die in Tabelle 8 gegenübergestellt werden.

Tabelle 8. Kieferorthopädische Behandlungsgeräte.

Intraoral	Herausnehmbar	Prophylaxe (Mundvorhofplatte; Spatel)
		Schiefe Ebene
		Plattengeräte
		Funktionskieferorthopädische Geräte (FKO)
	Festsitzend	Schiefe Ebene / Lückenhalter
		Kleine Maßnahmen
		Innenbögen
		Außenbögen
	Kombinationen	
Extraoral	Abnehmbar	Kopf - Kinn - Kappen
Kombination Intraoral / Extraoral		Herausnehmbare Geräte
		Festsitzende Geräte
		Abnehmbare Behelfe

Die Durchführung einer kieferorthopädischen Behandlung bedeutet nicht nur das Eingliedern standardisierter mechanischer Apparaturen. Zur Erzielung eines Behandlungserfolges sind primär umfassende Kenntnisse über die Gesetzmäßigkeiten der Gebißentwicklung, über den Ablauf des physiologischen Gewebsumbaues und über die Zahnwanderungsgesetze erforderlich. Hinzu kommt das Wissen um die zahlreichen genetischen Faktoren und um die vielfältigen Umwelteinflüsse, die sich auf das Kauorgan und seine Entwicklung sowie auf Behandlungsablauf und auf Behandlungsfortschritt fördernd oder hemmend auswirken können. So ist jeder kieferorthopädische Behandlungsfall absolut individuell zunächst zu analysieren und dann unter Anwendung der jeweils optimal erscheinenden Mittel zu lösen. Die oben genannten Gesetzmäßigkeiten, auf die in diesem Rahmen nicht näher eingegangen werden kann (vgl. 16.0), können so im Zusammenwirken mit den nicht nach starren Schemen zu wählenden Behandlungsmitteln erfolgbringend genutzt werden. Ein Behandler, ,,der die festsitzenden Apparate ignoriert, erklärt sich für einen Teil der Fälle als nicht zuständig" (Hotz). Ein Behandler, ,,der die herausnehmbaren Geräte ignoriert, erklärt sich für den größten Teil der Fälle als nicht zuständig" (Bredy u. Reichel).

7.1 Die Plattengeräte

Nachdem bereits im 19. Jahrhundert vereinzelt Plattenapparaturen zur aktiven Behandlung und als Retentionsbehelfe eingesetzt wurden, beschrieb Nord 1929 Plattengeräte als standardisierte abnehmbare Behandlungsmittel (Abb. 112 und 113). Schwarz entwickelte diese Behandlungsmethode systematisch weiter und begründete damit die Ära der kieferorthopädischen Behandlung mit intraoral getragenen, abnehmbaren Geräten.

Folgende Kennzeichen der Plattengeräte sind zu nennen:

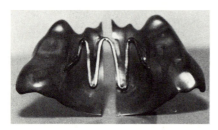

Abb. 112. Vorläufer der Dehnplatte mit Kautschukbasis und nicht verwindungsstabiler Transversalfeder.

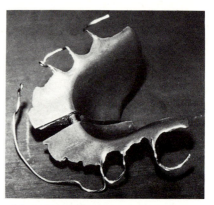

Abb. 113. Die Dehnplatte nach Nord.

Abb. 113a. Dehnplatte nach Nord mit Kautschukbasis und Transversal-Schraubgewinde; Labialbogen zum Aktivieren der Segmente ausklinkbar.

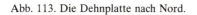

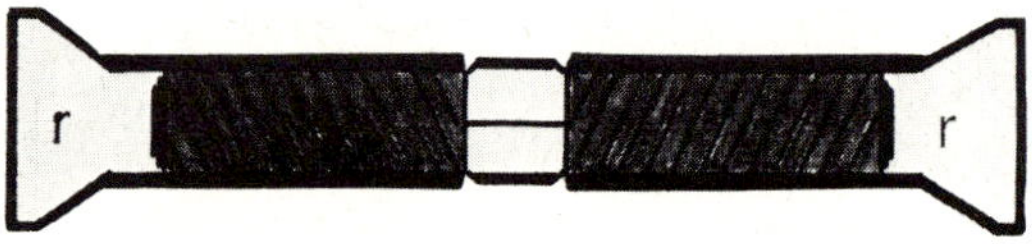

Abb. 113b. Dehnschraube nach Nord, gegenläufiges Gewinde mit Vierkant-Schraubenkopf; Gewindelauf in Führungshülsen. r = Hülsenretentionen im Plattenkörper.

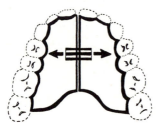

Abb. 114. Oberkiefer-Dehnplatte zur Transversalentwicklung der Kiefer: reziproke Wirkung.

Die Plattengeräte

– Im Vergleich zur festsitzenden Apparatur geringere mechanische Kräfte;
– bei richtiger Anwendung infolge der Abnehmbarkeit geringere Gefährdung der Parodontien (Kraft-Dosierung; Erholungspausen) und der Zähne (Schmelz-Entkalkung);
– einfache Herstellungstechnik;
– zahlreiche Abwandlungs- und Ergänzungsmöglichkeiten des Grundgerätes zur Behandlung der verschiedenen Stellungsanomalien;
– Mitarbeit des zuverlässigen Patienten durch selbständiges Aktivieren.

Ausgehend von den Standardgeräten der Oberkiefer- und Unterkiefer-Dehnplatten (Schwarzsche Platten) mit transversal-reziproker Wirkung (Abb. 114) wurden zahlreiche Modifikationen zur Erweiterung des Anwendungsbereiches oder zur Durchführung spezifischer Behandlungsaufgaben entwickelt. Sie unterscheiden sich vor allem in der Form und in der Ausdehnung des Plattenkörpers, in der Lage der Schraube sowie in der Sägeschnittführung (Segmentierung). Hinzu kommen verschiedene spezifische Draht- oder Kunststoffbehelfe.

In den folgenden Abschnitten sollen nun einige Abwandlungen anhand schematischer Abbildungen dargestellt werden.

7.1.1 Die Transversalplatten
Abb. 115 und Abb. 116

Abb. 115. Transversalplatten:
Abb. 115a. Oberkieferplatte zur „anterioren Dehnung" mit Fächer-Dehnschraube; reziproke Wirkung.
Abb. 115c. Oberkieferplatte zur „Gaumennahtsprengung". Verankerung über Rasterbänder: reziproke Wirkung.

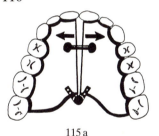
115 a

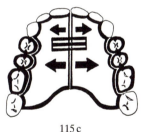
115 c

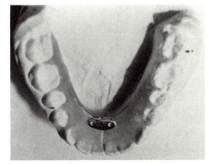

Abb. 115b. „Posterior-Dehnschraube", Hebelmechanismus der Schraube bewirkt Transversalbewegung der distalen Plattenabschnitte.

Die Behandlungsgeräte

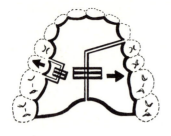

Abb. 116. Transversal-Sektorenplatte für 15 und für 24–27 zur Bewegung von Einzelzähnen oder Zahngruppen, bei stationärer Verankerung. Bei Verwendung kleiner Schrauben ist eine Anwendung u. U. auch im Unterkiefer möglich, hier erscheinen zumeist aber Einzelschrauben oder Federelemente zweckmäßiger.

7.1.2 Die Sagittalplatten
Abb. 117–120

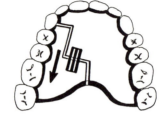 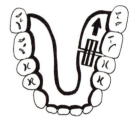

Abb. 117. Distal – Sagittalplatten: links – Distalplatte 14–17; rechts – Distalplatte 36. Durchführung von Sagittalbewegungen von Einzelzähnen oder von Zahngruppen nach distal oder bei entsprechender Segmentierung nach mesial (Mesialplatte); stationäre Verankerung.

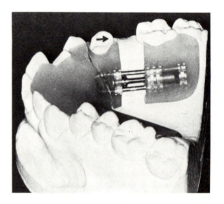

Abb. 118. Oberkiefer-Sagittalplatte mit Heller-Schraube für doppelt geführte Zahnbewegungen längs des Zahnbogens.

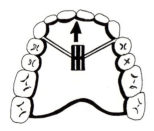

Abb. 119. Protrusions-Sagittalplatte zur Vorentwicklung des Oberkiefer-Frontzahnbogens bei stationärer Verankerung: Ausrichtung der Sagittalschraube senkrecht zu den Zahnachsen der Frontzähne.

Die Plattengeräte

Abb. 120. Sagittalplatten.

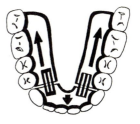

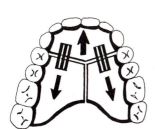

Abb. 120 b. Distal-Protrusionsplatte im Unterkiefer mit beidseitigen Sagittalschrauben.

Abb. 120 a. Y-Platte mit beidseitigen Sagittalschrauben zur Distalbewegung der Seitenzähne und zum Protrudieren der Front.

7.1.3 Die Transversal-Sagittal-Platten
Abb. 121 und Abb. 122

Abb. 121. Die Bertoni-Platte.

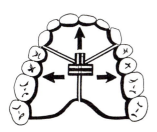

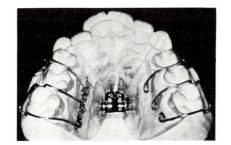

Abb. 121 a. Transversal-Sagittal-Platte mit zweidimensionaler Bertoni-Schraube zur Transversal- und Sagittalentwicklung des Oberkieferzahnbogens. Reziproke oder stationäre Verankerung.

Abb. 121 b (rechts oben). Oberkieferplatte mit miniaturisierter zweidimensionaler Bertoni-Schraube: transparentes Autopolymerisat.

Abb. 122. Zweidimensionale miniaturisierte Schraube nach Beutelspacher zur Dehnung und gleichzeitigen Sagittalbewegung der Frontzähne.

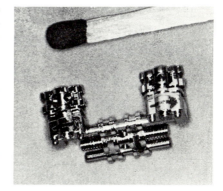

7.1.4 Die Plattengeräte für besondere Behandlungsaufgaben
Einfache Plattengeräte, teilweise ohne Schrauben, dienen z. B. als Träger und zur stationären Verankerung aktiver Einzelzahnschrauben oder Fe-

Die Behandlungsgeräte

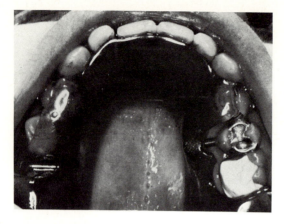

Abb. 123 a. Oberkieferplatte mit Federbolzen-Einzelschraube zur Einordnung des 25; seitliche Aufbisse.

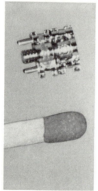
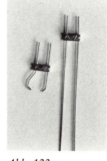
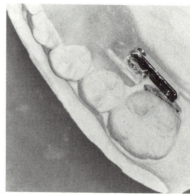

Abb. 123 b.   *Abb. 123 c.*   *Abb. 123 d.*

Abb. 123 b. Miniaturisierte Schraube für Transversal- oder Sagittal-Zahnbewegungen über kleines Plattensegment an einzelnen Zähnen.

Abb. 123 c. „Rotationsschraube" zum Drehen einzelner Zähne. Die den Zahn beidseitig fassenden Drähte sind als Zahnstangen über zwei Zahnräder in Längsrichtung bewegbar.

Abb. 123 d. „Hebelschwenkschraube" zur Aufrichtung lingual gekippter unterer Molaren.

Abb. 123. Einzelzahnschrauben an Plattengeräten.

dern (Abb. 123). Sie sind ferner als Widerlagerplatten für intramaxilläre oder für intermaxilläre Gummizüge (Abb. 124), als Operationsplatten oder als Träger für temporären Zahnersatz verwendbar (Abb. 125). Hinzu kommen Lückenhalterplatten, Retentionsplatten (Abb. 126), Abdeckplatten bei Gaumenspalten sowie zahlreiche andere, fallabhängig zu konzipierende Geräte.

Die Plattengeräte

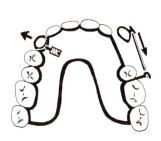
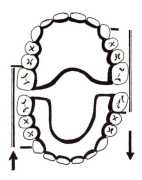

Abb. 124a. Plattengerät als Träger für Einzelschrauben und als Widerlager für einen intramaxillären Gummizug; stationäre Verankerung.

Abb. 124b. Oberkiefer- und Unterkiefer-Platten als Widerlager für intermaxilläre Gummizüge (Bißverschiebung).

Abb. 124. Die Platte als Träger und Widerlager aktiver Kräfte.

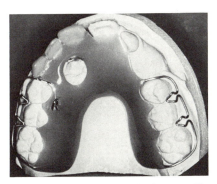
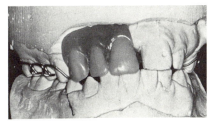

Abb. 125a. und b. Oberkieferplatte zur Einordnung des 13 nach operativer Freilegung und Anschlingung; Perforation des Plattenkörpers über 13 zu dessen Vertikalentwicklung (Abb. 125a). Kombination der Platte mit temporärem Zahnersatz 13–11, da 12 und 11 infolge ihrer Verlagerung nicht einzuordnen waren und bei der Freilegung des 13 entfernt wurden.

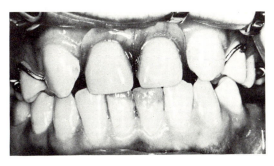

Abb. 125c. Traumatischer Zahnverlust 11 und 21 bei Nichtanlage 12, 22: Kombination der Oberkiefer-Dehnplatte mit temporärem Zahnersatz 11, 21.

Abb. 125. Das Plattengerät für besondere Behandlungsaufgaben.

Die Behandlungsgeräte

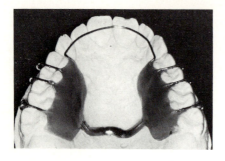

Abb. 126. Skelettierte Oberkiefer-Retentionsplatte.

7.1.5 Die Verankerungselemente (Halteelemente) der Plattengeräte
Die Verankerungselemente dienen dem festen Sitz des Gerätes an den Zähnen und an den Alveolarfortsätzen zur Sicherstellung der Kraftübertragung. Sie fangen ferner reziproke Kräfte ab und übertragen sie auf die abstützenden Zähne oder Zahngruppen. Schließlich übernehmen die Verankerungselemente (Klammern) Lückenhalterfunktionen oder sie wirken in aktiviertem Zustand selbst als Elemente gezielter Zahnbewegungen. Folgende Verankerungselemente sind zu nennen (Abb. 127):
– Pfeilklammern (0.8 mm federhart) mit bevorzugter Anwendung im Milchgebiß und im Wechselgebiß sowie bei schwierigen Verankerungssituationen, z. B. bei intermaxillären Gummizügen oder reziproken Federwirkungen;
– Adams-Klammern/modifizierte Adams-Klammern (0.7 mm federhart) mit Anwendung an einzelstehenden Zähnen zur Verankerung oder zur

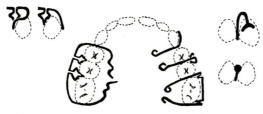

Abb. 127a. Verankerungselemente (Klammern) für Plattengeräte:
14–16 Pfeilklammer mit 2 Formen der mesialen Überführung;
23 C-Klammer/Bonyhard-Klammer;
24–25 Dreiecksklammer/Knopfanker;
26 Adams-Klammer.

Abb. 127b. Bukkale Milchzahnfüllung und Ankerband zur Verankerung von Plattengeräten im Milchgebiß oder im Wechselgebiß.

gezielten Kraftübertragung, z. B. bei Distalbewegungen der ersten Molaren;
- Dreiecksklammern, Ösenklammern, Tropfenklammern u. ä. (0.7 mm federhart) als Einzelklammern;
- C-Klammern (0.7 mm federhart), Anwendung im Milchgebiß in Kombination mit schmelzüberragenden bukkalen Füllungen, Rasterbändern oder UV-aufpolymerisierten Verankerungshilfen.

7.1.6 *Die aktiven Elemente der Plattengeräte*
Die aktiven Elemente der Plattengeräte dienen der Auslösung mechanischer Kräfte zur Durchführung von Zahnbewegungen und Umformungen der Alveolarfortsätze:
- Labialbogen (0.7 mm federhart) als Hilfselement der Verankerung und, aktivierbar durch die U-Schlaufen, zur Frontzahn-Einordnung (Abb. 128):

Abb. 128. Der Labialbogen an Plattengeräten, Labialbogen mit verschiedenen Eckzahnschlaufen.

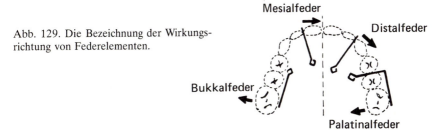

Abb. 129. Die Bezeichnung der Wirkungsrichtung von Federelementen.

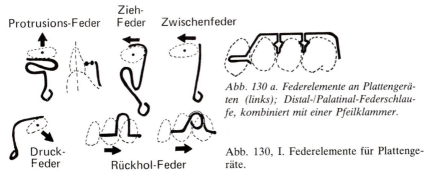

Abb. 130 a. Federelemente an Plattengeräten (links); Distal-/Palatinal-Federschlaufe, kombiniert mit einer Pfeilklammer.

Abb. 130, I. Federelemente für Plattengeräte.

Die Behandlungsgeräte

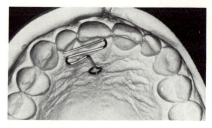

Abb. 130 b. Offene Protrusions-Zahngruppenfeder.

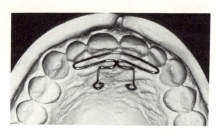

Abb. 130 c. Geschlossene Protrusions-Zahngruppenfeder.

Abb. 130, II. Federelemente für Plattengeräte.

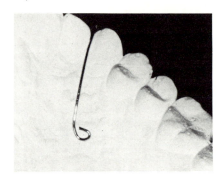

Abb. 130 d. Zwischenfeder.

Abb. 131. Die aktive Schraube.

Abb. 131 a. Konstruktionsbestandteile der aktiven Schraube (Vollgehäuse-Dehnschraube).

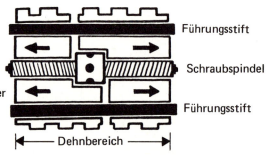

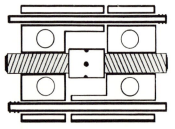

Abb. 131 b. Doppeltgeführte Dehnschraube mit rationiertem Schraubenkörper.

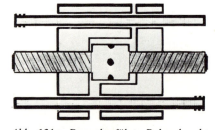

Abb. 131 c. Doppeltgeführte Dehnschraube mit skelettiertem Schrauben-Körper.

Die Plattengeräte

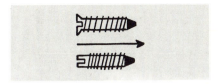 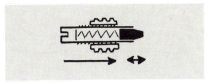

Abb. 132 a. Einzelzahnschrauben, Gewindelauf im Basismaterial des Behandlungsgerätes.

Abb. 132 b. Einzelzahn-Federbolzenschraube mit dosierter Kraftabgabe, Gewindelauf in spezieller Metallfassung.

Abb. 132. Die Einzelzahnschraube.

- direkte Wirkung durch festes Anliegen zum Retrudieren der Frontzähne,
- indirekte Wirkung beim Protrudieren durch Abhalten des Lippen-Muskeldruckes;
- Federelemente (0.5 mm–0.7 mm) in verschiedenen Konstruktionsformen für Einzelzahnbewegungen in transversaler, sagittaler oder axialer Richtung sowie für kombinierte Zahnbewegungen (Abb. 129 und 130);
- aktive Schrauben („Dehnschrauben") zur Entwicklung mechanischer Kräfte über die an den Schraubenhälften ansetzenden Plattensegmente in transversaler oder sagittaler Richtung (Abb. 131); Auslösung parodontaler und alveolärer Umbauvorgänge durch den auf die Zähne und die Alveolarfortsätze übertragenen Druck oder Zug:
- Einzelzahnschrauben (vgl. Abb. 123; Abb. 132), im Plattenkörper eingelegt oder an einem vestibulären Bügel befestigt, zur Durchführung von Einzelzahnbewegungen mit punktförmiger Kraftübertragung.

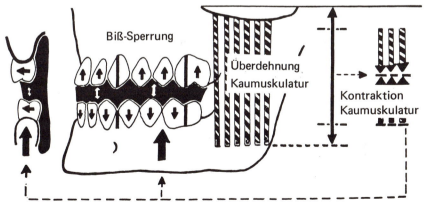

Abb. 133. Wirkungsprinzip der Impulsauslösung und der Impulsübertragung bei funktionskieferorthopädischen Geräten.

7.2 Die funktionskieferorthopädischen Geräte

Die funktionskieferorthopädischen Geräte setzen im Gegensatz zu den Plattengeräten keine aktiv-mechanischen Kräfte ein, sondern es werden funktionell-physiologische Kräfte zum Gewebsumbau genutzt. Die Geräte liegen den Zähnen und den Alveolarfortsätzen lose an und übertragen die von ihnen ausgelösten Muskelimpulse auf das Zahnsystem (Abb. 133).

7.2.1 Der Aktivator

Der Aktivator, Behandlungsgerät des „Norwegischen Systemes der Funktionskieferorthopädie" von Andresen, wurde um 1930 von Andresen und Häupl als muskelimpulsauslösendes und -übertragendes Behandlungsmittel in die Kieferorthopädie eingeführt (Abb. 134 und 135). Mit diesen funktionskieferorthopädischen Geräten (FKO) lassen sich transversale und sagittale Umformungen der Zahnbögen, einfache Zahnbewegungen sowie Bißverschiebung in Neutralbißlage und Bißhebung (alveolär, artikulär) bei reziproker Wirkung auf beide Kiefer durchführen. Die größte Wirksamkeit ist während der Wechselgebißphase gegeben.

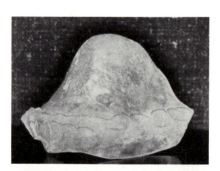

Abb. 134. Vorläufer des Aktivators nach Andresen und Häupl.

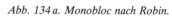

Abb. 134a. Monobloc nach Robin.

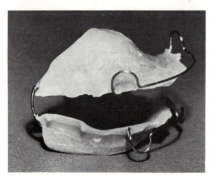

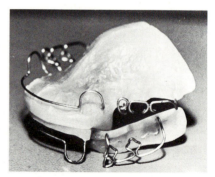

Abb. 134b. Federbügelplatten nach Schwarz.

Abb. 134c. Doppelplatten nach Schwarz.

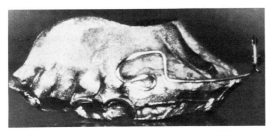 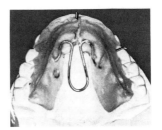

Abb. 135a. Aktivator, Goldkautschuk, etwa 1940.

Abb. 135. Der Aktivator nach Andresen und Häupl.

Abb. 135b. Aktivator mit Coffin-Feder zur Transversal-Nachstellung.

7.2.2 Die Konstruktionsbißnahme

Im Gegensatz zum Situationsbiß (Okklusionsbiß), der die gegebenen Okklusionsverhältnisse durch Einbeißen in eine Wachsplatte erfaßt und auf die zugehörigen Situationsmodelle überträgt, stellt der Konstruktionsbiß (Bißnahme) die Arbeitsunterlage zur Herstellung funktionskieferorthopädischer Geräte dar.

Die Konstruktionsbißnahme mit Bißnahmewachs stellt den Unterkiefer in der als Behandlungsziel geplanten Bißlage und Bißhöhe ein. Die dabei vorgegebene Sperrung der Zahnreihen dient der Aktivierung der den Gewebsumbau auslösenden Muskelkräfte. Der Grad der Bißsperrung bedingt den Spannungszustand und den Erregbarkeitsgrad der Kaumuskulatur und damit den Grad ihrer Aktivierung und ihrer Impulsabgabe.

Die Sperrung bedingt eine bei der Konstruktionsbißnahme durch geringe Mesialverschiebung zu kompensierende Distalverlagerung des Unterkiefers; eine übermäßige Sperrung führt zu Überlastungen der Kaumuskulatur und der Kiefergelenke.

Die Durchführung der Konstruktionsbißnahme erfolgt zweizeitig:
- zunächst Einstellung der Unterkieferlage und der Bißsperrung auf den Arbeitsmodellen;
- anschließend Anprobe und Feineinstellung im Munde des Patienten.

Bei der Einstellung des Konstruktionsbisses sind folgende Punkte zu beachten (Abb. 136):
- Einstellung einer neutralen Bißlage unter Beachtung der Beziehungen zwischen den Eckzähnen und zwischen den ersten Molaren, Überkompensierung einer Distalbißlage geringfügig nach mesial und einer Mesialbißlage soweit möglich nach distal. Scheinbare Verschiebungen der Bißlage durch Zahnwanderungen oder durch Überbreite von Milchzähnen sind bei der Neutraleinstellung zu berücksichtigen. Falls die Neutraleinstellung des Unterkiefers momentan noch nicht zu errei-

Die Behandlungsgeräte

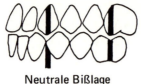

Neutrale Bißlage

Abb. 136a.

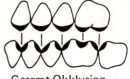

Gesamt-Okklusion

Abb. 136b.

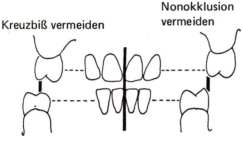

Kreuzbiß vermeiden   Nonokklusion vermeiden

Einstellung der Mittellinie   Abb. 136c.

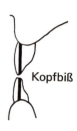

Kopfbiß

Abb. 136d.

Abb. 136. Richtlinien der Konstruktionsbißnahme für den Aktivator.

chen ist, wird ihre schrittweise Einstellung mit jeweiliger sagittaler Umarbeitung des Behandlungsgerätes erforderlich. Die schrittweise Neutraleinstellung kann in diesen Fällen durch sagittal segmentierte Geräte mit Behelfen zur Horizontalverschiebung des Unterkiefersegmentes (U-Bügel; Federbügel; Schrauben) vereinfacht werden.
- Einstellung einer funktionell optimalen Gesamtverzahnung der Seitenzahngruppen unter Beachtung der Neutralbißregeln;
- Einstellung der Mittellinie unter Beachtung der Gesamtokklusion; vor dieser Maßnahme ist zu klären, ob alveoläre Mittellinienveränderungen im Oberkiefer/Unterkiefer oder eine mandibuläre Mittellinienverschiebung vorliegen. Hierzu sind die Kiefermittellinien im Oberkiefer (Lippenbändchen; Raphe mediana) und im Unterkiefer (Zungenbändchen; Spina mentalis) mit den Zahnmittellinien zu vergleichen. Ferner sind die transversalen Okklusionsbeziehungen zu beachten, einseitiger Kreuzbiß oder Nonokklusion sollten vermieden werden.
- Der sagittale Frontzahnabstand kann von einer noch gering vorhandenen inzisalen Stufe bis zum Kopfbiß variieren; eine Überkompensierung über Kopfbiß-Stellung hinaus kann die Gefahr einer progenen Entwicklung mit sich bringen.

7.2.3 Die Modifikationen des Aktivators

Basierend auf dem Standard-Aktivator nach Andresen und Häupl kennt man zahlreiche Modifikationen, die sich in der Ausdehnung des Gerätekörpers, in der Schraubenlage und der Segmentierung sowie in der Art der Zusatzbehelfe unterscheiden. Sie dienen einer Erweiterung des Einsatzbereiches oder der Erfüllung spezifischer Behandlungsaufgaben. Andererseits lassen sich aber den Abwandlungen zugedachte Behandlungswirkungen oftmals sicherer mit entsprechenden Plattengeräten erreichen. Der Aktivator (Grundgerät) wird danach im Rahmen einer kombiniert aktiv-funktionskieferorthopädischen Behandlung z. B. noch zur Bißverschiebung einzusetzen sein.

7.2.3.1 Bei den *skelettierten Geräten* werden in mehr oder weniger großem Umfange Teile des Kunststoffkörpers weggelassen oder durch Drahtteile (Stabilisierung) ersetzt. Dadurch kann die Behinderung für den Patienten vielfach geringer gehalten werden, durch die vermehrte Anwendung oder die gezielte Impulsübertragung mit Hilfe der Drahtelemente ist eine Wirkungssteigerung zu beobachten.

Der offene Aktivator nach Klammt (Abb. 137) besitzt die Funktionen des Standardgerätes, er ist aber in der Anwendung ohne Sprachbehinderung angenehmer. Das Gerät kann durch eine Nachstellschraube oder durch frontale Federschlaufen erweitert werden, ferner sind transversale oder sagittale Modifikationen (s. u.) der offenen Gerätebasis möglich.

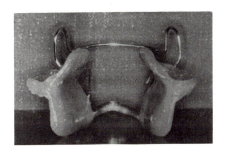

Abb. 137. Offener Aktivator nach Klammt; Modifikation des Standardgeräts mit Sublingualbügel.

7.2.3.2 Die *transversalen Modifikationen* sind durch geänderte Sägeschnittführungen bei zumeist stationärer Verankerung gekennzeichnet (Abb. 138 und 139):
– Der Sektoren-Aktivator dient der Transversalentwicklung kleinerer Seitenzahnabschnitte;
– der Quadranten-Aktivator ist zur Transversalentwicklung eines Kieferquadranten, z. B. beim einseitigen Kreuzbiß, beschrieben;

Die Behandlungsgeräte

— Der Siemons-Aktivator bewirkt die Transversalentwicklung eines Kiefers, z. B. beim beidseitigen Kreuzbiß, unter Verwendung einer speziellen Transversal-Nachstellschraube mit Verankerungsbügeln zum Gegenkiefer-Segment.

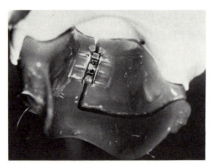

Abb. 138. Der Quadranten-Aktivator.

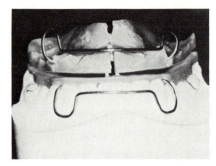

Abb. 139. Der Siemons-Aktivator.

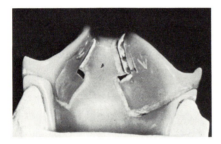

Abb. 140. Beidseitiger Distal-Aktivator.

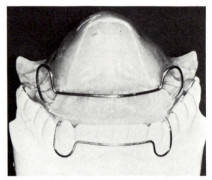

Abb. 141. Der Protrusions-Aktivator.

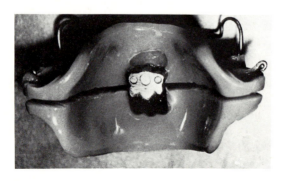

Abb. 142. Der Progenie-Aktivator nach Wunderer.

7.2.3.3 Die *sagittalen Modifikationen* des Aktivators bewirken sagittale Umbaureaktionen im Frontzahn- oder im Seitenzahnbereich; ferner sind sie zur Beeinflussung der Bißlage verwendbar (Abb. 140–143):
- Der Distal-Aktivator dient der Sagittalbewegung von Seitenzähnen zur Lückenöffnung bei stationärer Verankerung;
- der Protrusions-Aktivator wird zur Sagittalentwicklung des Oberkiefer-Frontzahnbereiches bei ebenfalls stationärer Verankerung eingesetzt;
- Der Progenie-Aktivator nach Wunderer ist als Gerät zur Distal-Beeinflussung der Unterkieferlage bei der Progenie beschrieben. Die spezielle Sagittalschraube mit Verbindungsbügel zum Unterkieferanteil des horizontal segmentierten Gerätes bedingt eine reziproke Bewegung der beiden Segmente;
- die Aktivatoren zur schrittweisen Einstellung der Bißlage besitzen sagittal gegeneinander verschiebliche Oberkiefer- und Unterkiefersegmente. Die Einstellung der Bißlage wird mit Drahtbügeln, Gummizügen oder speziellen Schrauben vorgenommen.

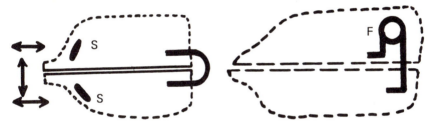

Abb. 143 a. Federbügel-Aktivator. *Abb. 143 b. U-Bügel-Aktivator (Karwetzky).*

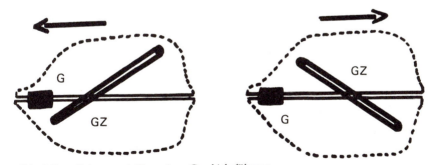

Abb. 143 c. Aktivator mit Gummizug-Geschiebeführung.

Abb. 143. Aktivatoren zur schrittweisen Bißverschiebung, links: Bei Mesialbiß; rechts: Bei Distalbiß. G = Geschiebe, GZ = Gummizug.

Die Behandlungsgeräte

7.2.3.4 Die *vertikalen Modifikationen* (Abb. 144–146) kommen z. B. bei der Behandlung der Kieferklemme und der Kiefergelenkfrakturen oder als Biß-Stützgeräte zur Anwendung.

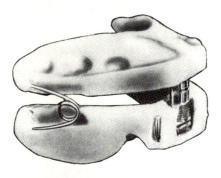

Abb. 144. Aktivator mit Vertikalschraube und Spreizfedern zur Behandlung der Kieferklemme.

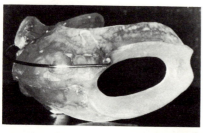

Abb. 145. Aktivator zur Behandlung von Kiefergelenk-Frakturen: frontales Restgebiß, seitliche Skelettierung zur Volumenreduzierung.

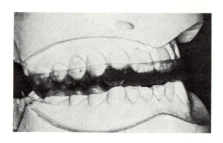

Abb. 146. Aktivator als Biß-Stützgerät mit zirkulär-vestibulärer Fassung der Zahnreihen bei der Skoliose-Behandlung mit dem Milwaukee-Mieder.

7.2.4 *Die unterstützenden Behelfe des Aktivators*
Das Standardgerät wird mit folgenden Behelfen ausgestattet (Abb. 147 und 148):
– Labialbogen (0.9 mm federhart) mit dem bereits bei den Plattengeräten beschriebenen Anwendungsbereich. Die U-Schlaufen dienen bei funktioneller Wirkungsweise allerdings nicht der Auslösung aktiv-mechanischer Kräfte, sondern nur der Lageanpassung des Labialbogens, um die gezielte Impulsübertragung auf die Frontzähne zu gewährleisten;

Die funktionskieferorthopädischen Geräte

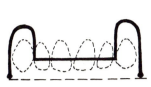

Abb. 147. Der Labialbogen am Aktivator.

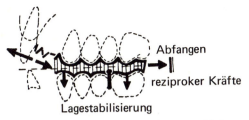

Abb. 148. Die Halte- und Abstützdorne am Aktivator.

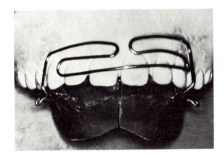

Abb. 149. Aktivator mit Hoch-Labialbogen.

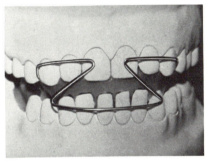

Abb. 150. Aktivator mit Eschler-Bügel.

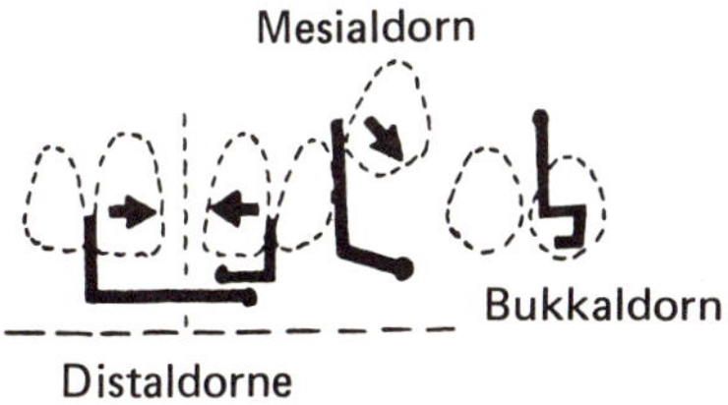

Abb. 151. Die Dorne am Aktivator.

- Haltedorne oder Abstützdorne (0.9 mm federhart) mesial an 36 und an 46 zur Sicherung der Gerätelage im Munde und an den Zähnen beim Einsetzen des Gerätes, bei der Mundöffnung sowie gegen Verschiebungen z. B. durch die Zunge. Sie dienen ferner der Abstützung reziproker Kräfte aus Protrusionsfedern oder aus dem Labialbogen;
- Nachstellschraube in Form einer doppelt geführten Dehnschraube. Mit ihr wird im Gegensatz zu den Plattengeräten bei funktioneller Wirkungsweise die Neuanpassung des Gerätekörpers an die durch die Behandlung laufend veränderte Zahnbogenform vorgenommen; die Impulsübertragung vom Gerätekörper auf die Zähne und auf die Alveolarfortsätze ist damit weiter gesichert.

Neben diesen Standardbehelfen kennt man zahlreiche Abwandlungen des Labialbogens sowie verschiedene Ergänzungen des Gerätes durch andere Drahtelemente (Abb. 149–151):

- C-Klammern (0.8 mm federhart) zum Offenhalten von Zahnlücken oder zu Einzelzahnbewegungen durch gezielte Impulsübertragung. Sie dienen nicht der Verankerung des Gerätes an den Zähnen, sein lockerer Sitz darf nicht behindert werden;
- Federelemente (0.7 mm federhart) unterschiedlicher Konstruktionsformen, z. B. als Zwischenfedern, Protrusionsfedern oder Rückholfedern zur gezielten Impulswirkung auf einzelne Zähne oder Zahngruppen;
- Dorne (0.9 mm federhart) als Führungsbehelfe für Zahnbewegungen oder Zahnwanderungen. Man unterscheidet
  - Mesialdorne mit Anlage an der Mesialfläche eines Zahnes,
  - Distaldorne mit Anlage an der Distalfläche eines Zahnes.

Bei Federelementen hingegen wird die Wirkungsrichtung bezeichnet.

7.2.5 Die anderen funktionskieferorthopädischen Behandlungssysteme

Auf der Basis des Aktivators wurden zahlreiche weitere Systeme der funktionskieferorthopädischen Behandlung mit den zugehörigen Geräten entwickelt. Ihnen liegt ein ähnliches Wirkungsprinzip zugrunde, sie unterscheiden sich vor allem in der Konstruktion und in der Anwendung ihrer Behandlungsgeräte. Einige dieser Geräte sind in den folgenden Abbildungen (Abb. 152–157) dargestellt. Weitere Informationen zur Funktionsweise und zur Anwendung sind der diesbezüglichen speziellen Literatur zu entnehmen.

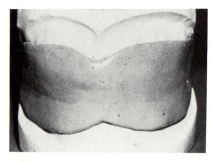

Abb. 152. Mundvorhofplatte älterer Ausführung; heute zumeist Verwendung konfektionierter Geräte (vgl. Abb. 67).

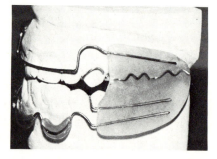

Abb. 153. Der Funktionsregler (FR) nach Fränkel.

Die funktionskieferorthopädischen Geräte

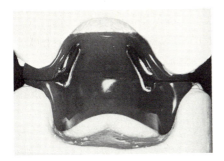

Abb. 154. Der U-Bügel-Aktivator nach Karwetzky.

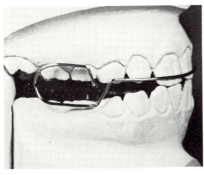

Abb. 155 a.

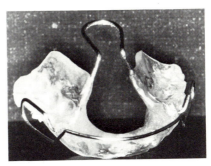

Abb. 155 b.

Abb. 155. Der Bionator nach Balters.

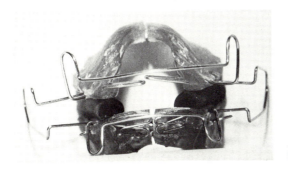

Abb. 156. Der Kinetor nach Stockfisch.

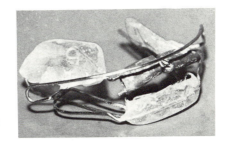

Abb. 157. Der elastische Gebißformer (Bimler).

Die Behandlungsgeräte

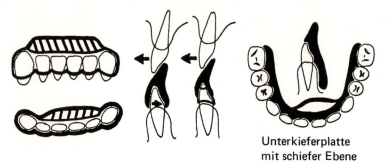

Unterkieferplatte mit schiefer Ebene

Abb. 158 a. Die „schiefe Ebene". Mittlere Abbildung: Breite Basis (links) und schmale Basis auf einem Band (rechts).

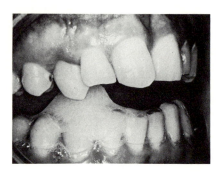

Abb. 158. Die „schiefe Ebene".

Abb. 158 b. „Schiefe Ebene" (Autopolymerisat auf thermoplastisch gezogener Schiene) zur Einordnung des palatinal stehenden 13. Die Überstellung kann hier infolge des Platzmangels für 13 nicht zum Erfolg führen.

7.3 Die abnehmbar-festsitzenden Geräte

7.3.1 *Die schiefe Ebene*

Diese Behandlungsmittel stehen zwischen herausnehmbaren und festsitzenden Behandlungsgeräten, da sie sowohl durch den Patienten abnehmbar als auch fest einzementiert zu verwenden sind (Abb. 158). Die Herstellung erfolgt in Metall oder in Kunststoff nach verschiedenen Verfahren, unter Verwendung von Autopolymerisaten ist eine direkte Anfertigung am Patienten möglich.

Das Gerät sollte die gesamte Unterkieferfront einschließlich der Eckzähne umfassen oder mit einer Unterkieferplatte kombiniert werden. Kurzfristige (wöchentliche) Kontrollsitzungen sind erforderlich, da durch die Bißsperrung die Gefahr der Entstehung eines offenen Bisses (artikulär; Verlängerung der ersten Molaren) besteht und Schäden an den unteren Frontzähnen (Aufbißbelastung; Hebelwirkungen) auftreten können. Die schiefe Ebene wird zur Überstellung progen verzahnter oberer

Schneidezähne in normalen Überbiß angewandt. Voraussetzungen für einen raschen Behandlungserfolg sind
- eine nur gering negative inzisale Stufe,
- ausreichender Platz im Zahnbogen zur Sagittalbewegung der Schneidezähne,
- genügender Verankerungswiderstand der unteren Frontzähne.

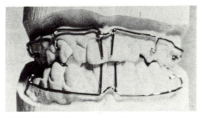 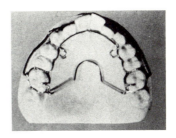

Abb. 159 a. Die Crozat-Geräte.

Abb. 159 b. Der „Lip-Bumper".

 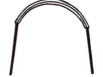

Abb. 159. Abnehmbar-festsitzende Behandlungsgeräte.

7.3.2 Die Crozat-Geräte
In aufwendiger Technik aus hochvergüteten Drähten angefertigt, verbinden die Crozat-Geräte (Abb. 159 a) minimale Behinderung des Patienten mit gezielter hoher Krafteinwirkung bei ganztägiger Anwendung. Mit diesen Geräten lassen sich sowohl transversale und sagittale Umformungen der Zahnbögen als auch mit Hilfe spezieller Federelemente Einzelzahnbewegungen durchführen. Da sie bei unachtsamer Handhabung im Verhältnis zu anderen abnehmbaren Geräten (Platten, Aktivator) in hohem Maße gegen Verbiegung (unkontrollierte Wirkung) anfällig sind, sollten sie nur bei sehr zuverlässigen Patienten angewandt werden. Hauptindikationsbereich ist die Spätbehandlung.

7.3.3 Der „Lip-Bumper" (Lippenschild)
Der „Lip-Bumper" (Abb. 159 b) besteht aus einem vor der Oberkiefer- oder der Unterkiefer-Front im Bereich des Mundvorhofes verlaufenden Kunststoffschild, der über zwei vestibuläre Drahtbügel an den ersten Molaren (Bänder mit Röhrchen) abgestützt wird. Das Gerät besitzt ähnliche Indikationen wie der Headgear (vgl. 7.5.4), es überträgt hierbei den Mus-

Die Behandlungsgeräte

keldruck der Lippe zur Verankerungsverstärkung oder zur Distalisierung auf die (unteren) ersten Molaren. Zudem läßt sich der „Lip-Bumper" zum Abhalten des Lippen-Muskeldruckes bei der Aufrichtung der Unterkiefer-Frontzähne verwenden.

7.4 Die festsitzenden Behandlungsgeräte

Diese durch den Patienten nicht abnehmbaren, aktiv-mechanisch wirkenden Behandlungsgeräte erfordern eine vorsichtige Dosierung von Kraftgrößen und Kraftrichtungen, um parodontale Überlastungserscheinungen (Lockerung; Wurzelresorption) zu verhüten.

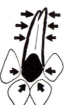

*Abb. 160 a. Der Verankerungswiderstand eines Zahnes =
Parodontalwiderstand
+ Alveolarwiderstand
+ Approximalwiderstand
+ Okklusalwiderstand
+ individuelle Faktoren.*

Abb. 160. Der Verankerungswiderstand.

Abb. 160 b. Der Verankerungswert der Zähne.

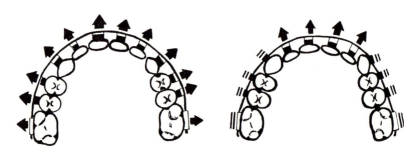

Abb. 161. Außenbögen mit reziproker Wirkung (links) und mit stationärer Verankerung (rechts).

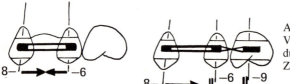

Abb. 162. Die Erhöhung des Verankerungswiderstandes durch Verblocken mehrerer Zahneinheiten.

Jede Kraftwirkung festsitzender Behelfe beeinflußt nicht nur die zu bewegenden Zähne, sondern zeigt Rückwirkungen auf die Nachbarzähne oder auf den gesamten Zahnbogen. Jede Planung und Herstellung festsitzender Behandlungsgeräte erfordert daher eine Beurteilung der bei den Zahnbewegungen auftretenden direkten und reziproken Kräfte und der zur Verfügung stehenden Verankerungen an den Zähnen zur Abstützung dieser Kräfte (Abb. 160). Abhängig von den Behandlungszielen wählt man (Abb. 161):
- die reziproke Verankerung mit Wirkungen auf den gesamten Zahnbogen/alle durch das Gerät erfaßten Zähne;
- die stationäre Verankerung mit Begrenzung der Kraftwirkung auf einzelne Zähne oder Zahngruppen und mit Abstützung der auch hier auftretenden reziproken Kräfte an den nicht zu bewegenden Zähnen.

Zur Steigerung der alveolären Verankerungswiderstände können mehrere Zahneinheiten miteinander verblockt werden (Abb. 162).

Die Anwendung der festsitzenden Behandlungsgeräte erfolgt hauptsächlich zu alveolären Zahnbewegungen bleibender Zähne nach deren vollständigem Durchbruch und bei fortgeschrittener Wurzelentwicklung. Durch zusätzliche Behelfe lassen sich auch Wirkungen auf den Gegenkiefer oder auf die Kiefergelenke erzielen.

7.4.1 *Die Kraftentwicklung und die Kraftübertragung*
Die Kraftentwicklung erfolgt durch aktivierte Bögen (vgl. 7.4.2–7.4.4), Ligaturen, Gummizüge oder zusätzliche Federbehelfe (Abb. 163–165).
Die Kraftübertragung auf die zu bewegenden Zähne erzielt man durch individuell gefertigte oder konfektionierte Bänder oder durch in direkter Klebetechnik (Selbstpolymerisate; UV-Polymerisate) befestigte Metall- oder Plastik-Führungsbehelfe (Brackets; Knöpfe); in den auch auf den Bändern befestigten Führungsteilen liegen die Bögen oder setzen die anderen kraftentwickelnden Elemente (s. o.) an (Abb. 166 und 167).

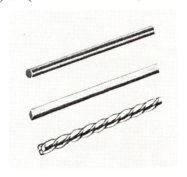

Abb. 163. Der Bogen: von oben – Rundbogen, Vierkantbogen und verseilter Bogen („Twistflex").

Die Behandlungsgeräte

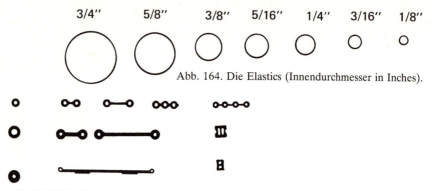

Abb. 164. Die Elastics (Innendurchmesser in Inches).

Abb. 165. Die Alastics mit genauer Kraftdosierung zur Zahnbewegung mittels festsitzender Behandlungsgeräte; umfangreiche Auswahl von Formen u. a. zum Ligieren, zum Rotieren, zum Lückenhalten oder zum Lückenschluß.

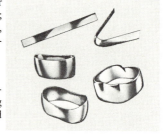

Abb. 166. Das Band: Bandstreifen und anatomisch vorgeformte Bandstreifen zur individuellen Bandanfertigung sowie konfektionierte Schneidezahn-, Prämolaren- und Molaren-Bänder.

Die Bebänderung bedeutet eine erhöhte Kariesgefährdung der Zähne (Zementspalt; vermehrte Plaques-Retention im Bereich der bandnahen Zahnoberflächen) sowie eine verstärkte Ausbildung von Gingividiten und marginalen Parodontopathien. Zu deren Verhütung sind notwendig:
- Motivation des Patienten vor der Durchführung der Behandlung mit festsitzenden Behelfen zu sorgfältigster Zahnpflege;
- Sanierung aller kariösen Defekte und gingivalen Erkrankungen vor dem Einsetzen der Bänder;
- prophylaktische kontrollierte Fluoridierung durch den Behandler, z. B. mit Fluor-Lack („Duraphat"), Fluor-Lösungen oder Fluor-Gelen;
- genaueste, spaltfreie Anpassung der Bänder an den Zahnoberflächen, wobei die okklusalen und die marginalen Zahnflächen der Reinigung frei zugänglich bleiben müssen;
- prophylaktische Kontrolle der Bänder und der Zahnoberflächen sowie des Gingiva-Zustandes bei jeder kieferorthopädischen Behandlungssitzung;
- prophylaktische Kontrollen der Zahnoberflächen unter den Bändern zwischen den einzelnen Behandlungsabschnitten; hierzu ist ein Abnehmen der Bänder, eine Fluoridierung und die Neubebänderung notwendig.

Die festsitzenden Behandlungsgeräte

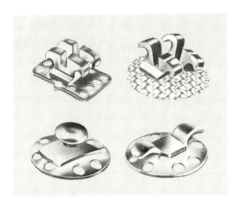

Abb. 167. Die Kraftübertragungsbehelfe.

Abb. 167a. Metall-Klebebrackets auf Sieb- und auf Netzbasis sowie Metallknopf und Häkchen auf Siebbasis zum direkten Aufsetzen auf der Zahnoberfläche mit speziellen Klebern; geringstmögliche Gefährdung für Gingiva und Schmelz.

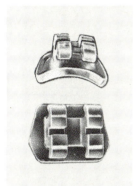

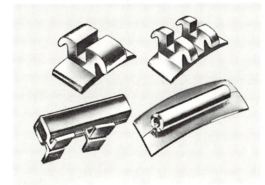

Abb. 167b. Transparente Plastik-Klebebrackets.

Abb. 167c. Metallbrackets und Molarenröhrchen zum Aufschweißen auf die Bänder.

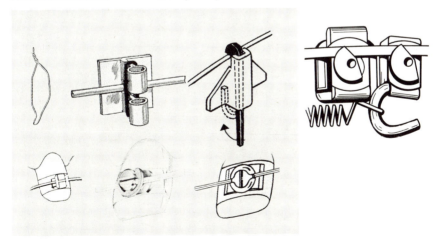

Abb. 167d. Befestigung des Bogens in den Führungsteilen durch (vorgeformte) Ligaturen, Gummiringe, Steck- oder Drehriegel.

7.4.2 Die „kleinen festsitzenden Maßnahmen"

Diesem Verfahren, bei dem einzelne Zähne oder Zahngruppen bebändert werden, kommen verschiedene Aufgaben zu (Abb. 168–172):
– Platzbeschaffung für einzelne Zähne oder Zahngruppen;
– Einordnung einzelner Zähne in die Zahnreihe;
– Zahndrehungen u. ä.;
– Ausgleich von Kreuzbißverzahnungen;
– Lückenschluß.

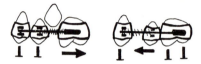

Abb. 168. Kleine festsitzende Maßnahmen mit stationärer Verankerung zur Lückenöffnung 25 (links) und zum Lückenschluß 24 (rechts).

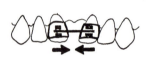 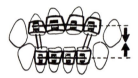

Abb. 169. Kleine festsitzende Maßnahmen mit reziproker Wirkung zum Lückenschluß 11–21 (links) und zum Schließen eines offenen Bisses (rechts).

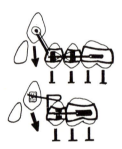

Abb. 170. Kleine festsitzende Maßnahmen mit stationärer Verankerung zur Einordnung eines hochlabial stehenden Eckzahnes mit Hilfe eines intramaxillären Gummizuges (oben) oder einer Teilbogen-Schlaufenfeder (unten).

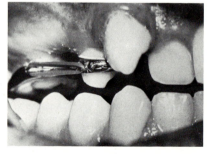

Abb. 171. Kleine festsitzende Maßnahme zur Distobukkaleinordnung des 14; Bänder mit breiter Zementfuge, Kraftwirkung durch Gummizug ohne Führungsbogen bedingt Zahnkippung.

Kurze Bögen (Teilbögen) dienen der Führung der Zähne (Abb. 173) oder der stationären Verankerung und Verblockung. Kombinationen mit herausnehmbaren Behandlungsgeräten, wie z. B. Platten zur unterstützenden Umformung des Zahnbogens, als Widerlager für Gummizüge oder Federelemente sowie zur Abstützung und Verteilung reziproker Kräfte am Restgebiß sind möglich.

Die festsitzenden Behandlungsgeräte

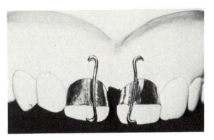
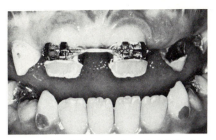

Abb. 172a. Kleine festsitzende Maßnahme zum Lückenschluß 11–21; individuell angefertigte Bänder.

Abb. 172b. Kleine festsitzende Maßnahme zum Lückenschluß 11–21; konfektionierte Bänder, Teilbogen, Gummizug.

Abb. 172. Kleine festsitzende Maßnahmen zur Diastemabehandlung.

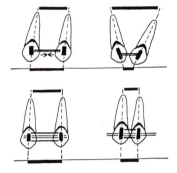

Abb. 173. Die Verhütung kippender Zahnbewegungen (oben) bei kleinen festsitzenden Maßnahmen durch Verwendung von Parallel-Führungsbehelfen (unten).

7.4.3 Der Lingualbogen

Diese heute relativ wenig gebrauchten festsitzenden Behandlungsmittel (Abb. 174) bestehen aus Bändern auf den Ankermolaren, aus Bogenschlössern unterschiedlicher Konstruktion, befestigt an diesen Ankerbändern, und aus einem durch die Schlösser gesicherten, durch den Behandler herausnehmbaren Drahtbogen. Dieser verläuft oral im Oberkiefer oder im Unterkiefer hinter den Zähnen. Er kann insgesamt aktiviert reziproke Wirkungen auf den Zahnbogen oder auf die Ankermolaren entwickeln oder aber stationär verankert als Träger für aktive Federelemente dienen. In der heutigen Kieferorthopädie kommen dem Lingualbogen vor allem Aufgaben der unterstützenden Verankerung und der Retention nach Durchführung der Zahnbewegungen zu. In den Anfängen der orthodontischen Behandlung stellten die in aufwendiger Technik angefertigten Lingualbogengeräte weitentwickelte Standardbehandlungsmittel dar. Sie lösten die bis dahin vereinzelt gebrauchten orthodontischen Apparaturen (Abb. 175) ab.

Die Behandlungsgeräte

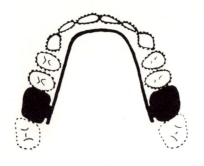 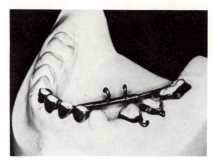

Abb. 174. Der Lingualbogen (vgl. auch Abb. 76 c).

Abb. 175. Historische festsitzende orthodontische Apparatur zur Lingualbewegung der 34, 35 mit Ligaturen oder Gummizügen.

7.4.4 Die Multiband-Geräte

Die Methoden der Multiband-Behandlung mit Bebänderung der gesamten Zahnreihe wurden in den vergangenen Jahren vor allem in den USA bis zur Perfektion weiterentwickelt. Hinzu kam eine industrielle Konfektionierung und Normung der dazu benötigten Hilfsteile, die sowohl die Eingliederung des Behandlungsgerätes als auch seine Handhabung heute wesentlich vereinfachen und zum Behandlungserfolg beitragen.

Die Vollbebänderung, kombiniert mit elastischen Außenbögen, ist vor allem bei schwierigen Behandlungssituationen (ungünstige Reaktionslage; ungünstige Wachstumsverhältnisse; Resistenz gegenüber herausnehmbaren Behandlungsmitteln), bei der kieferorthopädischen Behandlung Erwachsener oder zum Lückenschluß nach Extraktionstherapie angezeigt. Bei unsachgemäßer Anwendung beinhalten die Verfahren der Multiband-Behandlung allerdings auch zahlreiche Gefahren für die Zähne und für die Parodontien.

Die Zähne werden mit konfektionierten Bändern versehen; an ihren Vestibulärseiten sind Hilfsteile aufgesetzt, die der Kräfteübertragung sowie der Führung und der Fixierung des alle Zähne miteinander verbindenden vestibulären Drahtbogens dienen (Abb. 176).

Bei der Klebetechnik, die einen wesentlichen Fortschritt für die Kieferorthopädie bedeutet, werden die Führungsteile aus Metall (Sieb- oder Netzbasis) oder aus Plastik den Zahnoberflächen direkt mit spezifischen Klebern aufgesetzt (Abb. 178; vgl. Abb. 177 c). Sie sind gegenüber den an Bändern befestigten Führungsteilen mechanisch weniger belastbar, bieten aber doch gegenüber einer Vollbebänderung einige Vorteile:
– Verringerte Lagerhaltung für die konfektionierten Bänder;
– Zeitgewinn durch Wegfall der Bandanpassung;

Abb. 176. Der elastische Außenbogen.

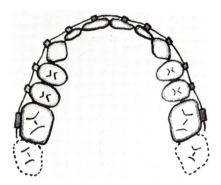

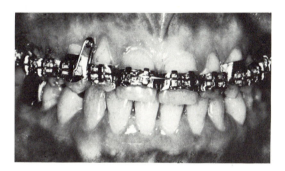

Abb. 177. Die Multiband-Apparatur.

Abb. 177a. Multiband-Apparatur mit Rundbogen und Schlaufe („loop") zur Einordnung des 13.

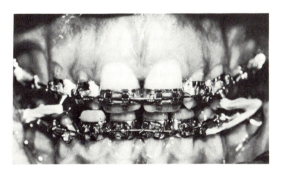

Abb. 177b. Multiband-Apparaturen im Oberkiefer und im Unterkiefer mit zusätzlichen Gummizug-Widerlagern zur Distalbiß-Behandlung.

Abb. 177c. Festsitzende Apparatur mit verseiltem Bogen; anstelle der Vollbebänderung im Oberkiefer Verwendung geklebter Plastik-Brackets.

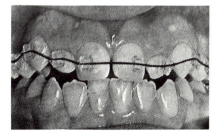

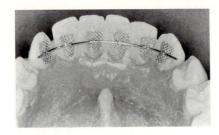

Abb. 178. Geklebter Retentionsbogen für die Unterkiefer-Front- und Eckzähne; der Teilbogen ist mit den Netzbasen verschweißt.

– geringere Gefährdungen des Zahnschmelzes und der Gingiva (s. 7.4.1):
– erleichterte Zahnreinigung durch den Patienten;
– kein approximaler Raumbedarf für Bandmaterial und Zement, maximale Platzersparnis im Zahnbogen bis etwa 4 mm;
– keine Restlücken nach der Entfernung der Klebeteile, wie sie bei Bändern auftreten;
– geringere kosmetische Beeinträchtigung des Patienten.

Der Drahtbogen selbst wird in den Führungsteilen mit Ligaturen (0.25 mm), mit Alastics oder durch integrierte Schub-/Drehverriegelungen befestigt.

Die zu bewegenden Zähne stehen nun über die Bänder und die Führungsteile unter der Kraftwirkung des aktiven Drahtbogens. Eine weitere Kraftentwicklung kann durch zusätzlich einligierte Federelemente (Schlaufenfedern; Druck- oder Zugfedern in Spiralform) oder durch Gummizüge erzielt werden.

Bei den zu verwendenden Außenbögen unterscheidet man:
– Twistflexbögen aus drei sehr dünnen, miteinander verseilten hochelastischen Drähten;
– Rundbögen 014" oder 016" (1 inch = 2.540 cm);
– Vierkantbögen („edgewise arch") in den Dimensionen 016" · 016" oder 016" · 022".

Mit den genannten Bögen behandelt man eine Stellungsanomalie zumeist in verschiedenen Abschnitten. Man beginnt stets mit dem dünnsten und elastischsten Draht, z. B. mit einem Twistflexbogen oder mit einem Rundbogen 014" und arbeitet danach mit zunehmend dickeren Vierkantbögen zur körperlichen achsengerechten Führung der Zähne. Das Behandlungsziel, ein „ideal" geformter Zahnbogen, wird in der letzten Behandlungsphase mit einem nach Normvorlage zu biegenden „Idealbogen" angestrebt. Vielfach verwendet man keine geraden Bögen, sondern man bedient sich zusätzlich eingebogener Schlaufen verschiedener Formgebung

Die extraoralen Behelfe

(„loops") zur gezielten Kraftentwicklung. Genannt seien hier der Ausgleich der Okklusionsebene (Nivellierungs-loops), die Einordnung hochstehender oder außenstehender Zähne, die Lückenöffnung und der Lückenschluß (Closing loops).
Eine Beschreibung der unterschiedlichen Behandlungsmethoden kann hier im einzelnen nicht gegeben werden. Um kieferorthopädische Fälle erfolgreich mit Multiband-Geräten behandeln zu können, bedarf es der vorhergehenden Teilnahme an entsprechenden Kursen zur theoretischen und praktischen Fortbildung.

7.5 Die extraoralen Behelfe

Man versteht darunter diejenigen kieferorthopädischen Behandlungs- und Zusatzgeräte, die ihre Verankerung nicht in der Mundhöhle selbst, sondern am Schädeldach oder im Nacken finden. Sie entfalten ihre Wirkung
– extraoral am Unterkiefer;
– intraoral an einzelnen Zähnen oder Zahngruppen im Oberkiefer oder im Unterkiefer.
Extraorale Behandlungsmittel bestehen aus drei Teilen:
– Extraoraler Verankerungsteil,
– Verbindungsstücke, wie z. B. Gummizüge oder Federn,
– intraoral oder extraoral wirksame Geräteteile.

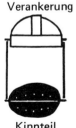

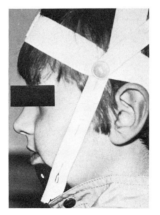

Abb. 179a. Die Kopf-Kinn-Kappe.

Abb. 179b. Kopf-Kinn-Kappe zur Beeinflussung des offenen Bisses.

Abb. 179. Die Kopf-Kinn-Kappe.

Die Behandlungsgeräte

7.5.1 *Die Kopf-Kinn-Kappen*
Diese Behelfe werden am Schädeldach mit Bänderkappen abgestützt, der Kinnschild besteht aus Metall oder aus Kunststoff (Abb. 179). Folgende Anwendungen der Kopf-Kinn-Kappen sind zu nennen:
– Progenie (Milchgebiß/Frühbehandlung), mit Distalzug;
– Offener Biß, mit Vertikalzug;
– Kreuzbiß, mit einseitigem Transversalzug;
– Nachbehandlung kieferorthopädisch-chirurgischer Behandlungen (Progenie; Offener Biß);
– Kiefergelenkserkrankungen, zur Ruhigstellung.

7.5.2 *Die Kinnkappen mit vertikalen Stäben*
Sie dienen als Widerlager für Gummizüge bei der Mesialbeeinflussung einzelner Zähne oder Zahngruppen, besonders im Oberkiefer (Abb. 180). Die intraoralen Gummizug-Widerlager befinden sich an Plattengeräten, Molarenbändern oder festsitzenden Bögen.

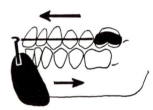

Abb. 180. Die Kinnkappe mit vertikalen Stäben.

7.5.3 *Die Extensionsbehelfe*
Solche am Schädel abgestützten Geräte werden gelegentlich zur Einordnung verlagerter Zähne benutzt (Abb. 181).

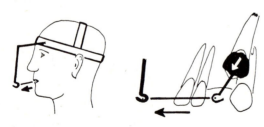

Abb. 181. Extensionsbehelf zur Eckzahn-Einordnung.

7.5.4 *Der Gesichtsbogen (Headgear)*
Diese Geräte mit Schädeldach- oder Nacken-Abstützung entwickeln ihre Kraft aus Gummizügen oder Federn.

Die extraoralen Behelfe

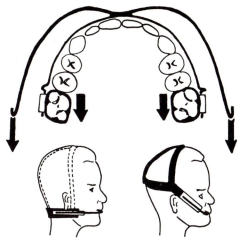

Abb. 182, I. Der Gesichtsbogen (Headgear).   **Low Pull**   **High Pull**

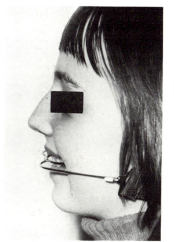

Abb. 182 b.   Abb. 182 c.
Abb. 182, II. Der Gesichtsbogen (Headgear).

Die Kraftübertragung erfolgt vom extraoralen Bogen über einen intraoralen Bogen auf die bebänderten ersten Molaren (Abb. 182). Der Gesichtsbogen wird vor allem zur Beeinflussung des Oberkiefers eingesetzt, er kann aber auch im Unterkiefer angewandt werden.
Als alleiniges Behandlungsmittel oder in Kombination mit Plattengeräten, funktionskieferorthopädischen Geräten oder festsitzenden Behandlungsmitteln kommen dem Headgear folgende Aufgaben zu:

Die Behandlungsgeräte

- Verstärkung des Verankerungswiderstandes der ersten Molaren zur stationären Abstützung herausnehmbarer oder festsitzender Behandlungsgeräte;
- Distalbewegung oder Transversalbewegung der ersten Molaren;
- Steuerung des Oberkieferwachstumes zugunsten der Unterkieferentwicklung.

7.5.5 *Die Gesichtsmasken*
Sie finden ihre Abstützung an der Stirn und am Kinn und dienen der Verankerung intraoral wirksam werdender Kräfte (Abb. 183).

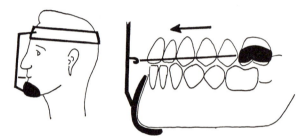

Abb. 183, I. Die Gesichtsmaske.

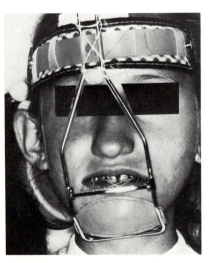 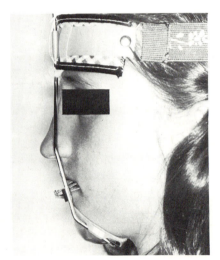

Abb. 183, II. Die Gesichtsmaske.

8.0 DIE BISS-SPERRUNG

Eine Bißsperrung als Behandlungsmaßnahme ist durchführbar mit (Abb. 184):
- Zirkulären Einbissen/Sperrungen funktionskieferorthopädischer Geräte;
- frontalen oder seitlichen Aufbißbehelfen an Plattengeräten sowie an festsitzenden Behelfen.

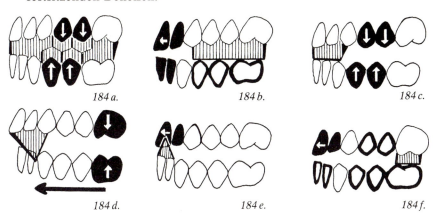

184a.   *184b.*   *184c.*

184d.   *184e.*   *184f.*

Abb. 184. Die Behelfe zur Bißsperrung.

Abb. 184a. Die zirkuläre Bißsperrung funktionskieferorthopädischer Geräte zur Impulsauslösung und zur Bißhebung.
Abb. 184b. Der seitliche Aufbiß im Oberkiefer oder im Unterkiefer zur Freistellung der Frontzähne oder der Seitenzahnokklusion mit Plattengeräten.
Abb. 184c. Der frontale Aufbiß an Oberkieferplatten zur Bißhebung bei Neutralbiß.
Abb. 184d. Der Vorbißwall an Oberkieferplatten (Vorbißplatte) zur Bißhebung und Bißverschiebung bei Distalbiß.
Abb. 184e. Die „schiefe Ebene", Unterkiefer-getragen, zur Überstellung progener Verzahnungen.
Abb. 184f. Molaren-Aufbißkappen im Oberkiefer oder im Unterkiefer zur Freistellung der Frontzähne oder der Seitenzahnokklusion mit Plattengeräten oder festsitzenden Apparaturen.

8.1 Die Dauer der Bißsperrung

Man unterscheidet:
- Zeitliche Begrenzung der Bißsperrung auf relativ kurze Behandlungsabschnitte mit Plattengeräten oder festsitzenden Mitteln zur Überstellung von Frontzähnen (progene Verzahnung) oder von Seitenzahngruppen (Kreuzbiß, u. a.);
- permanente Bißsperrung während der gesamten Einwirkungszeit (Tragezeit) bei funktionskieferorthopädischen Geräten.

8.2 Der Grad der Bißsperrung

Bei *Plattengeräten* dienen frontale oder seitliche Aufbisse einer Freistellung der Okklusion, der Grad der Bißsperrung ist abhängig von den Einbißverhältnissen. Plattengeräte mit frontalem Aufbiß oder mit Vorbißwall zur Bißhebung und zur Bißverschiebung unterliegen hinsichtlich des Sperrungsgrades den Einstellregeln der Funktionskieferorthopädie.

Funktionskieferorthopädische Geräte besitzen bei normalen Überbißverhältnissen eine zirkuläre Sperrung von etwa 3 mm im Seitenzahnbereich; durch Verlängerung der Frontzähne (positiver Überbiß) wird der Sperrungsgrad im Frontzahnbereich zumeist geringer sein.

Ein knapper Frontzahnüberbiß, eine Tendenz zum offenen Biß oder der offene Biß selbst erfordern eine sehr knappe Sperrung von etwa 1 mm. Bei tiefem Biß hingegen kann die zirkuläre Sperrung größer sein und bis zu 5 mm im Seitenzahnbereich betragen.

Bei einer zu starken Bißsperrung treten Überdehnungen der Muskulatur und Gelenkbeschwerden auf, ferner besteht die Gefahr des iatrogen offenen Bisses.

9.0 DAS EINGLIEDERN HERAUSNEHMBARER BEHANDLUNGSGERÄTE

Neben der Abdrucknahme, der Planung und der genauen Konstruktionsbißnahme und neben der technisch perfekten Anfertigung sind die Maßnahmen des Eingliederns intraoraler, herausnehmbarer Behandlungsgeräte Grundlage für ihre spätere Wirksamkeit und für den Behandlungserfolg. Dem Patienten sollten zudem verständliche Informationen über die Wirkung des betreffenden Gerätes gegeben werden!

9.1 Das Einsetzen der Platten und funktionskieferorthopädischer Geräte

Diese Maßnahmen umfassen:
- Überprüfung der Paßgenauigkeit an den Zähnen und an den Alveolarfortsätzen; Kauflächeneinbisse sollten „inlayartig" anliegen;
- Beseitigung von Druckstellen, z. B. an durchbrechenden Zähnen, an Milchzähnen (Stellungsänderung seit der Abdrucknahme), im Bereich der U-Schlaufen und der Halteelemente sowie am schleimhautaufliegenden Kunststoff;
- Glättung der Interdentalsepten an der Unterkieferfront, um Lückenbildungen zwischen den unteren Schneidezähnen zu verhindern.

9.2 Das Einschleifen funktionskieferorthopädischer Geräte

Das Einschleifen dient der Schaffung impulsübertragender, den Zähnen anliegender Führungsflächen (schiefe Ebenen) sowie der Platzbeschaffung im Gerätekörper für vorgesehene Zahnbewegungen, für durchbrechende Zähne oder zur Bißhebung.

9.2.1 Die transversalen Einschleifmaßnahmen (Aktivator)
Folgende Maßnahmen sind zu nennen (Abb. 185):
- Transversalentwicklung der Zahnbögen („Dehnen") über den die Zahnreihen okklusal und oral fassenden Gerätekörper. Neuanpassung des Gerätes und seiner impulsübertragenden Flächen an die zwischenzeitlich umgeformten Zahnbögen mit Hilfe der transversalen Nachstellschraube;
- Ausgleich eines Kreuzbisses durch Ausschleifen des Unterkiefer-Seitenzahnbereiches im Gebiet des Kreuzbisses und Glättung der Unterkiefer-Kauflächeneinbisse in diesem Abschnitt; zugleich sichere Fassung der Oberkiefer-Zähne durch die Kunststoffeinbisse;
- Beheben einer Nonokklusion durch Freischleifen des betreffenden Zahnes um den Betrag seines transversalen Außenstandes und Fassung der Antagonisten im Kunststoff.

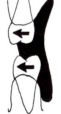

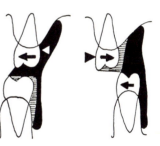

Abb. 185a. Transversalentwicklung.

Abb. 185b. Behandlung des Kreuzbisses (links) und der Nonokklusion (rechts).

Abb. 185. Transversale Einschleifmaßnahmen.

9.2.2 Die sagittalen Einschleifmaßnahmen (Aktivator)
Sie steuern Zahnbewegungen im Frontzahnbereich und im Seitenzahnbereich (Abb. 186):
- Überstellung progener Verzahnungen durch Protrusionsbehelfe an den betreffenden Zähnen, abliegendem Labialbogen in diesem Bereich und Ausschleifen des Kunststoffes hinter der Unterkieferfront; der Unterkiefer-Labialbogen wird zur gleichzeitigen Retrusionsbewegung angelegt;

Abb. 186. Sagittale Einschleifmaßnahmen.

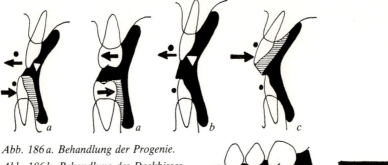

Abb. 186a. Behandlung der Progenie.
Abb. 186b. Behandlung des Deckbisses.
Abb. 186c. Behandlung der Protrusion.
Abb. 186d. Lückenschluß.

— Beeinflussung einer Progenie durch Einfassung der Oberkiefer-Zahnreihe mit den Kauflächeneinbissen, abliegendem Oberkiefer-Labialbogen und zirkulärem Ausschleifen des Kunststoffes im Bereich der Unterkiefer-Zahnreihe; der Unterkiefer-Labialbogen wird zur Induktion von Distal-Ausweichbewegungen des Unterkiefers sowie zur Retrusion der Unterkieferfrontzähne fest angelegt; gleichzeitig erfolgt eine Glättung der Einbißflächen im Unterkiefer, um dessen Transversalentwicklung zu verhindern.
— Durchführung einer Bißverschiebung in erster Linie mit Konstruktionsbiß-Einstellung des Aktivators in Neutralbißlage; unterstützende Okklusionsverschiebungen durch entsprechendes Einschleifen (vgl. Abb. 186 d);
— Steuerung von Sagittal-Zahnbewegungen längs des Zahnbogens durch Freischleifen auf der Seite der angestrebten Wanderungsrichtung und oral-okklusalen Kunststoffkontakt an der entgegengesetzten Seite. So werden Zahnwanderungen unter Vermeidung einer Kippung gefördert, die Anwendung erfolgt zur Lückenöffnung oder zum Lückenschluß. Zur Unterstützung der Zahnbewegung längs der eingeschliffenen Führungsflächen dienen (aktivierbare) Dorne (0.9 mm) oder Federelemente (0.7 mm–0.8 mm);
— zur Retrusionsbewegung von Frontzähnen Ausschleifen des Kunststoffes im Oberkiefer-Frontzahnbereich bis über den Gingivalsaum hinaus, Oberkiefer-Labialbogen fest anliegend. Zur Vermeidung unerwünschter Verlängerungen der Unterkieferfront (tiefer Überbiß) Einschleifen einer Einbißstufe für die unteren Schneidezähne;

Das Einschleifen funktionskieferorthopädischer Geräte

– zur Protrusionsbewegung von Frontzähnen mit Protrusionsbehelfen oder durch Unterfütterung Oberkiefer-Labialbogen abliegend.

Für jede Zahnbewegung muß der Platz zur Einordnung des betreffenden Zahnes vorhanden sein oder durch Dehnen, Sagittalbewegungen zur Lückenöffnung oder Extraktion vorher geschaffen werden, da sonst Drehungen des einzuordnenden Zahnes oder Stellungsänderungen seiner Nachbarn auftreten.

9.2.3 Die vertikalen Einschleifmaßnahmen (Aktivator)

Folgende Maßnahmen sind hier zu nennen (Abb. 187):
– Ausgleich eines offenen Bisses durch Hohlschleifen hinter den betreffenden Oberkiefer- und Unterkieferzähnen über den Gingivalsaum hinaus; bei frontal offenem Biß Labialbogen im Oberkiefer und im Unterkiefer am oberen Drittel der Schneidezähne anliegend, Seitenzähne durch Kunststoffeinbisse gefaßt;
– Behebung eines tiefen Bisses (Bißhebung) mit Hilfe der Bißsperrung (artikulär; muskulär) sowie alveolär durch Freischleifen der Stützzonen im Bereich der Prämolaren oder der ersten Molaren (16 und 26). Der Gerätekörper liegt den Prominenzlinien der Prämolaren/Molaren in Form schiefer Ebenen an, die Unterkieferfront ist gleichzeitig durch eine Einbißstufe gefaßt.

Hinter dem Gerät unkontrolliert und nicht abgestützt durchbrechende Zähne (zweite Molaren) können einen zirkulär offenen Biß auslösen (vgl. 6.6.3).

– Freischleifen durchbrechender Zähne mit abschnittweisem Vorgehen, wenn der betreffende Zahn unter der Schleimhaut sichtbar wird oder

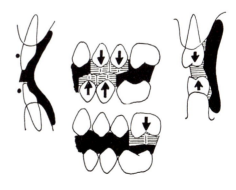

Abb. 187 b. Bißhebung mit Abstützung der Front und Freischleifen der Prämolaren oder der Molaren zu deren Vertikalentwicklung.

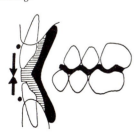

Abb. 187a. Behandlung des offenen Bisses.

Abb. 187. Vertikale Einschleifmaßnahmen.

bei leichtem Druck an dieser Stelle eine anämische Verfärbung der Gingiva auftritt. Der Schliff erfolgt nur in der okklusalen Ausdehnung, orales Freischleifen kann zur Zahnkippung führen. Bis zu diesem Zeitpunkt dient das Gerät mit seinem im Bereich der Lücke der Gingiva aufliegenden Kunststoffsattel als Lückenhalter und zugleich als Durchbruchsreiz. Gegebenenfalls ist der weitere Zahndurchbruch vorübergehend gesteuert zu blockieren, wenn noch kein Antagonist vorhanden ist und damit die Möglichkeit einer übermäßigen Verlängerung des durchbrechenden Zahnes besteht.

9.2.4 *Die Einschleifmaßnahmen zur Zahndrehung (Aktivator)*
Diese Maßnahmen kommen hauptsächlich im Frontzahngebiet zur Anwendung, die Seitenzähne reagieren mit herausnehmbaren Geräten nur wenig. Vor Durchführung der Zahndrehung ist ausreichend Platz zu schaffen:
– Kunststoff an der Druckseite anliegend, an der Drehseite ausgeschliffen, Labialbogen an der Drehseite fest anliegend. Unterstützung der Drehbewegung durch Federelemente oder durch Kombination des abnehmbaren Gerätes mit „kleinen festsitzenden Maßnahmen".

9.3 Das Einschleifen der Plattengeräte

Man geht nach denselben Prinzipien, wie sie für die funktionskieferorthopädischen Geräte beschrieben wurden, vor. Mit den Plattengeräten sind folgende Bewegungen durchführbar:
– Transversal- und Sagittalentwicklungen der Zahnbögen;
– alveoläre Bißverschiebung;
– alveoläre und artikuläre/muskuläre Bißhebung;
– Zahnbewegungen längs des Zahnbogens unter Aufhebung der Verzahnung (Aufbißbehelfe);
– Retrusions- und Protrusionsbewegungen der Frontzähne;
– Ausgleich von Kreuzbißverzahnungen und von progenen Verzahnungen;
– Ausgleich eines offenen Bisses;
– Zahndrehungen.

10.0 DIE HANDHABUNG DER HERAUSNEHMBAREN GERÄTE

10.1 Die Gebrauchsanweisung für den Patienten

Bei der Eingliederung des Gerätes sind mit dem Patienten folgende Punkte zu besprechen:
- Übung des Einsetzens und des Herausnehmens;
- Verhalten in den ersten zwei bis drei Tagen der Anwendung, mit Hinweisen zu den möglichen Behinderungen, zum nächtlichen Verlieren und zum Verhalten beim Auftreten von Druckstellen;
- Aufbewahrung und Reinigung des Behandlungsgerätes;
- Anwendungszeiten des Gerätes:
  - Plattengeräte ganztägig und nachts; wenn möglich, in der Schule, aber nicht beim Essen und nicht beim Sport;
  - Funktionskieferorthopädische Geräte (Aktivator) zwei Stunden nachmittags und die ganze Nacht; keine Anwendung in der Schule, beim Essen oder beim Sport.

Eine regelmäßige tägliche Anwendung ist unbedingt erforderlich, da es sonst zu Verzögerungen der eingeleiteten Umbauvorgänge oder zu deren Stillstand kommt.
- Anweisungen zu intensiver regelmäßiger Zahnpflege;
- gegebenenfalls Anweisungen zum selbständigen, regelmäßigen Nachstellen der Schrauben mittels eines dem Patienten ausgehändigten Drehschlüsselchens. Die Anweisung zum Selbstnachstellen sollte möglichst erst nach einigen Kontrollsitzungen gegeben werden, wenn die Zuverlässigkeit des Patienten/seiner Eltern bei der Mitarbeit sichergestellt ist.

10.2 Die Kontrollsitzungen

Sie sollten durchschnittlich alle vier Wochen erfolgen und umfassen:
- Untersuchung auf Zahnpflege/Karies und gegebenenfalls Überweisung zur Behandlung;
- Überprüfung des Gerätesitzes, Beseitigung von Druckstellen;
- Durchführung von Einschleif- oder Nachschleifmaßnahmen;
- Nachstellen der Schrauben und Aktivieren der Federelemente.

Neben den rein behandlungstechnischen Tätigkeiten ist es wichtig, dem Patienten das Gefühl der konsequenten Betreuung und auch der Überwachung zu vermitteln.
Regelmäßige Kontrollsitzungen sind zudem zur Überwachung der Behandlungsfortschritte sowie zur frühzeitigen Erkennung ungünstiger Ent-

wicklungen oder unvorhergesehener Zwischenfälle unbedingt erforderlich.

Die Mitarbeit des Kindes bei der Behandlung (regelmäßiges Tragen, pünktliche Einhaltung der vereinbarten Kontrolltermine) bestimmt maßgeblich den Erfolg oder Mißerfolg mit. Die Mitarbeit ist der Gewebsreaktion gleichwertig und dem Schwierigkeitsgrad sowie dem Behandlungsalter übergeordnet zu bewerten (Schmuth). Dabei spielen das häusliche Milieu, die Dauer der Behandlung sowie die psychische Führung durch den Behandler über mehrere Jahre wichtige Rollen. Der Behandler muß sich auf die Psyche des Kindes einstellen, um von ihm verstanden und akzeptiert zu werden. Dieser Komplex läßt sich wie folgt verdeutlichen (Graf):

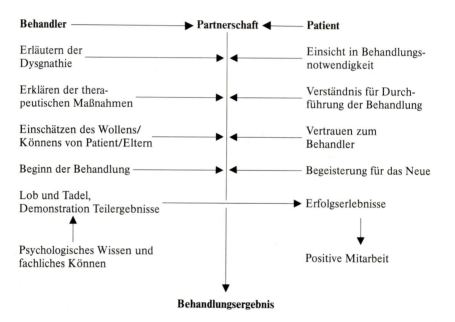

Kürzere Abstände der Kontrollsitzungen sind angezeigt
- bei unzuverlässigen Patienten,
- bei besonderen (aktiv-mechanischen) Behandlungsmaßnahmen mit hoher parodontaler Belastung oder mit der Gefahr der Ausbildung eines offenen Bisses (Festsitzende Behelfe; schiefe Ebene; Gummizüge).

Längere Abstände der Kontrollsitzungen (maximal 6–8 Wochen) können vereinbart werden
– beim Abwarten des weiteren Zahnwechsels zur Einleitung eines neuen Behandlungsabschnittes,
– bei Maßnahmen zur Bißverschiebung oder zur Bißhebung mit funktionskieferorthopädischen Geräten im sonst normalen Gebiß,
– während der Retentionsphase.

Nach Abschluß der aktiven kieferorthopädischen Behandlung sind Kontrolltermine zur Gebißuntersuchung und zur Rezidivüberwachung in etwa halbjährigen Abständen zu vereinbaren; deren Einhaltung sollte überwacht werden.

10.3 Die Retentionsanwendung der Behandlungsgeräte

Die Retentionsphase der kieferorthopädischen Behandlung dient der Stabilisierung sowie der Feineinstellung der mit herausnehmbaren oder festsitzenden Behandlungsmitteln erreichten Umbauvorgänge unter der Kaufunktion. Als Faustregel für die Dauer der Retentionsphase gilt ein Drittel der aktiven Behandlungszeit. Bei festsitzenden Geräten mit hoher aktivmechanischer Wirkung ist gegebenenfalls eine Verlängerung der Retentionsphase, bei funktionskieferorthopädischen Geräten hingegen eine Verkürzung vorzunehmen.

Anwendungsbeispiele für die Dauer der Retentionsphase:

Plattengerät, inaktiv: 3 Monate Tag und Nacht,
3 Monate jede Nacht,
3 Monate jede zweite Nacht,
3 Monate einmal in der Woche;

Aktivator: 2 Monate jede Nacht,
2 Monate jede zweite Nacht,
2 Monate zweimal in der Woche,
2 Monate einmal in der Woche.

Mit Beginn der Retentionsphase sollte kein Nachstellen der Schraube und kein Aktivieren der Federelemente mehr erfolgen. Die Patienten sind darauf hinzuweisen, daß sie die vereinbarten Tragezeiten und Kontrolltermine unbedingt einzuhalten haben, daß die Behandlung mit Beginn der Retention noch nicht erfolgreich beendet ist und daß sie sich bei jeder wahrgenommenen Veränderung (festerer Sitz des Gerätes; Druckstellen) umgehend zu melden haben. Das weitere Vorgehen in solchen Rezidivfällen orientiert sich dann jeweils am vorliegenden Befund.

10.4 Das Rezidiv

Man bezeichnet damit negativ-rückläufige Veränderungen der durch kieferorthopädische Behandlungsmaßnahmen erreichten Umbauvorgänge und Behandlungsziele. Okklusale Veränderungen der Zahnstellung unter der Kaufunktion (Feineinstellung der Okklusion) fallen nicht unter den Begriff des Rezidives, sofern sie die Gesamtsituation kaufunktionell oder kosmetisch nicht beeinträchtigen. Bei der Beurteilung des Rezidivgrades sind jeweils individuelle, z. T. erblich fixierte Komponenten der Zahnstellung zu berücksichtigen.

Als Ursachen eines Rezidives sind zu nennen:
– Beenden der Behandlung vor Abschluß des Zahnwechsels;
– vorzeitiges Absetzen des Behandlungsgerätes bei zu kurzer Retentionsphase, funktionelle Anpassung der umgebauten Knochenstrukturen noch nicht abgeschlossen;
– okklusale Fehlbelastungen, ausgelöst durch Zahnwanderungen, wie z. B. Zahnverluste oder Mesialschub der (dritten) Molaren;
– fehlgesteuerte oder bei der Behandlungsplanung nicht berücksichtigte Wachstumsvorgänge der Kiefer und des Gesichtsschädels;
– erhöhte Rezidivneigung bei den „erblichen Stellungsanomalien", wie der Progenie oder dem Deckbiß.

Entscheidend für die Vermeidung eines Rezidives ist dessen Berücksichtigung schon bei der Behandlungsplanung, so bei den „erblichen Anomalien" oder bei der Entscheidung zur Extraktionstherapie.

Die Behandlungsgeräte sind stets umsichtig und zögernd abzusetzen; dabei darf dem Patienten nicht durch irreführende Mitteilungen vorzeitig der Eindruck des erfolgreichen Behandlungsabschlusses vermittelt werden.

10.5 Der Abschlußbefund

Er umfaßt in jedem Falle Abschluß-Situationsmodelle und eine abschließende Modellanalyse zur Beurteilung des Erfolgsgrades und zur Überprüfung der eigenen Behandlungsmethode. Hinzu kommt nach Möglichkeit eine Funktionsanalyse, gegebenenfalls gekoppelt mit Einschleifmaßnahmen. Röntgenaufnahmen (nach strenger Indikationsstellung) und Photos können den Abschlußbefund ergänzen. Etwa ein Jahr nach dem erfolgreichen Behandlungsabschluß ist mit dem Patienten ein nochmaliger kieferorthopädischer Nachkontroll-Termin zu vereinbaren.

11.0 DIE EINSCHLEIFMASSNAHMEN AM GEBISS

Folgende Einschleifmaßnahmen während oder zum Abschluß der kieferorthopädischen Behandlung sind zu nennen:
- Selektives Beschleifen der Milcheckzähne/der Milchmolaren im Wechselgebiß zur Beseitigung mandibulärer Zwangsführungen (Kreuzbiß; progener Zwangsbiß), zur Platzbeschaffung für durchbrechende Zähne, zur Steuerung des Lückenschlusses oder zur Okklusionsverbesserung;
- „Strippen" zum approximalen Platzgewinn;
- Einschleifen distaler Bißpositionen zur Beseitigung von Zwangsführungen, eventuell kombiniert mit Vorschub-Muskelübungen;
- Einschleifen offener Bisse durch okklusales Beschleifen der Prämolaren oder der Molaren;
- Beschleifen von Milchzähnen zur Plattenverankerung durch bukkalen Rillenschliff;
- Einschleifen nach kieferorthopädischer Behandlung zur okklusalen Feinanpassung nach Abschluß der Retentionsphase; anhand einer Modell-Funktionsanalyse erfolgt die Sicherung instabiler Zahnstellungen oder Bißlagen, die Beseitigung von Gleithindernissen oder der Ausgleich einer traumatischen Okklusion.
- Umschleifen bleibender Frontzähne in eine kosmetisch günstigere Zahnform.

12.0 DIE EXTRAKTIONSTHERAPIE

12.1 Die symptomatischen Extraktionen (Ausgleichsextraktionen)

Milchzähne und bleibende Zähne werden bei lokalisiertem Platzmangel, z. B. bei Folgen vorzeitiger Zahnverluste im Zentrum des Engstandes zur Platzbeschaffung entfernt. Aus Gründen der Symmetrie und der Okklusionsverbesserung werden oftmals zusätzliche Ausgleichsextraktionen („Gegenextraktionen") – vgl. Abb. 78 b – erforderlich.

12.2 Die systematische Extraktionstherapie

Das von Hotz beschriebene, alleine oder in Kombination mit Behandlungsgeräten durchführbare Verfahren dient der Steuerung des Zahnwechsels bei einem generalisierten Platzmangel. Entsprechend dem Ab-

Die Extraktionstherapie

lauf des Zahnwechsels unterscheidet man verschiedene Abschnitte des Vorgehens (Abb. 188):
- Extraktion der Milcheckzähne zur Platzbeschaffung für die seitlichen Schneidezähne;
- Extraktion der ersten Milchmolaren vor oder mit dem Durchbruch der ersten Prämolaren zu deren Einordnung oder bei abweichender Reihenfolge des Zahnwechsels zur Einordnung der Eckzähne;
- Extraktion der ersten Prämolaren mit dem Durchbruch der bleibenden Eckzähne oder der zweiten Prämolaren zu deren jeweiliger Einordnung.

Im Unterkiefer ergeben sich häufig Verschiebungen der Extraktionsreihenfolge, da die bleibenden Eckzähne hier, im Gegensatz zum Oberkiefer, vor den ersten Prämolaren erscheinen.

Die Anwendung der systematischen Extraktionstherapie schafft durch eine Reduktion der Zahnzahl freien Raum zur Einordnung der restlichen bleibenden Zähne, vor allem der kaufunktionell bedeutsamen Eckzähne. Unphysiologische Dehnungen der Zahnbögen zur Einordnung aller bleibenden Zähne, die vielfach nicht zum Erfolg führen und ein erhebliches

Abb. 188a. Extraktion der Milcheckzähne zur Einordnung der bleibenden seitlichen Schneidezähne.

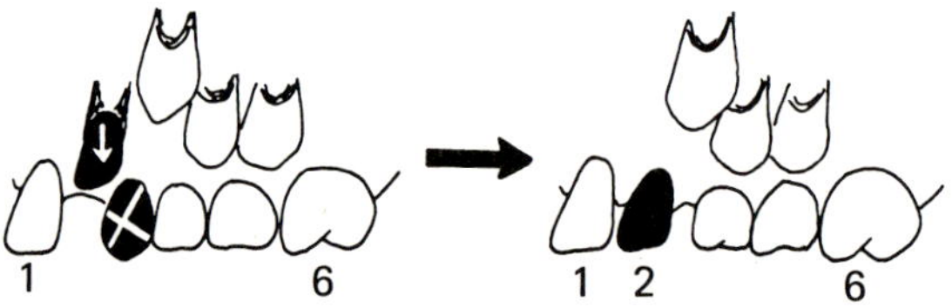

Abb. 188b. Extraktion der ersten Milchmolaren zur Einordnung der ersten Prämolaren oder der bleibenden Eckzähne: meist Spontaneinstellung der zweiten Prämolaren. Zur Beschleunigung des Zahnwechsels (Lückenschluß) kann die Extraktion zweiter Milchmolaren angezeigt sein.

Abb. 188c. Extraktion der ersten Prämolaren zur Einordnung der Eckzähne: in Ausnahmefällen Extraktion der ersten Molaren oder der zweiten Prämolaren oder der bleibenden seitlichen Schneidezähne.

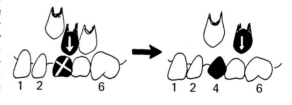
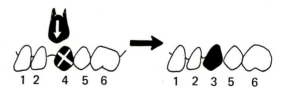

Abb. 188. Die systematische Extraktionstherapie.

Rezidiv-Risiko bedeuten, unterbleiben. Vorbedingung der Extraktionsplanung ist eine genaue klinische und röntgenologische Untersuchung des Gebisses, die verschiedene Punkte zu berücksichtigen hat:
- Kariöse Erkrankungen bleibender Zähne;
- Karies-Folgeerkrankungen (Vitalitätsprüfung);
- Nichtanlagen bleibender Zähne;
- Lage und Entwicklungsgrad der einzuordnenden Eckzähne;
- Anlage und Lage der Weisheitszähne;
- Okklusionssituation und Bißlage.

Der Extraktionszeitpunkt wird weniger durch das Kalenderalter des Patienten, sondern vielmehr durch sein Zahnalter (Stand der Zahnentwicklung) und durch sein Skelettalter (Stand der Skelettentwicklung; Umbaubereitschaft) bestimmt.

Für eine erfolgreiche Durchführung der Extraktionstherapie ist eine sorgfältige Planung der Gesamtbehandlung und ihrer Einzelabschnitte notwendig; Extraktionen bleibender, vielfach gesunder Zähne sind nicht durch apparative Maßnahmen rückgängig zu machen.

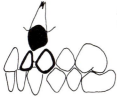

Abb. 189. Extraktion des Eckzahnes bei geschlossener Zahnreihe und guter Gesamtokklusion.

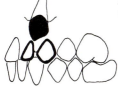

Abb. 190. Extraktion des bleibenden seitlichen Schneidezahnes zur Einordnung des Eckzahnes.

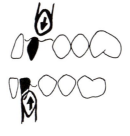

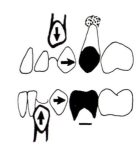

Abb. 191. Extraktion des zweiten Prämolaren bei dessen Erkrankung (oben) sowie Extraktion des zweiten Milchmolaren bei Nichtanlage des zweiten Prämolaren (unten) zur Einordnung des Eckzahnes.

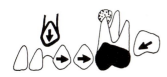

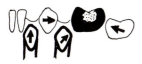

Abb. 192. Extraktion der ersten Molaren bei deren Erkrankung zur Einordnung der Eckzähne oder der zweiten Prämolaren.

12.2.1 *Die Ausnahmen der Extraktionsregel*
Im Regelfall erfolgt die Extraktion der ersten Prämolaren zur Platzbeschaffung für die Eckzähne oder für die zweiten Prämolaren. Eine Extraktion im Durchbruchsstadium des einzuordnenden Zahnes ergibt dessen Spontaneinstellung in die durch Extraktion geschaffene Lücke. Die Extraktion zu einem verspäteten Zeitpunkt macht hingegen vielfach die langwierige Einordnung des bereits durchgebrochenen Zahnes erforderlich; dabei besteht die Gefahr einer Kippung des Zahnes. Ein verfrühter Extraktionszeitpunkt schließlich kann durch unkontrollierte Zahnwanderungen erneuten Platzverlust bedingen.

Anstelle der ersten Prämolaren können in bestimmten Fällen andere bleibende Zahneinheiten im Rahmen der Extraktionstherapie entfernt werden (Abb. 189–192):

12.2.1.1 Eine Extraktion der bleibenden *Eckzähne* erscheint nur in sehr seltenen Ausnahmefällen angezeigt, so z. B. bei einem extremen Hochstand mit sonst einwandfreier Okklusion und geschlossener Lücke zwischen dem seitlichen Schneidezahn und dem ersten Prämolaren. Ebenso kann eine hochgradige Zahnkeimverlagerung zur Extraktion des Eckzahnes führen. Bei fehlender Behandlungsbereitschaft des Patienten wird man gelegentlich ebenfalls bleibende Eckzähne entfernen.

12.2.1.2 Die Extraktion der *seitlichen Schneidezähne* bei Erhaltung der ersten Prämolaren zur Einordnung der Eckzähne ist in der Regel als kosmetisch ungünstig anzusehen. Die Indikation zur Entfernung seitlicher Schneidezähne/eines seitlichen Schneidezahnes ist gegeben bei
– Entwicklungshemmung, Mineralisationsstörung, traumatischer Schädigung oder kariöser Zerstörung des seitlichen Schneidezahnes;
– Lage des Eckzahnkeimes direkt über oder hinter dem seitlichen Schneidezahn.

Die Indikation zur Entfernung seitlicher Schneidezähne ist im Unterkiefer eher als im Oberkiefer zu stellen.

12.2.1.3 Die Extraktion der *zweiten Prämolaren* anstelle der ersten Prämolaren ist möglich, wenn
– der zweite Prämolar erkrankt oder tief gefüllt neben einem gesunden oder weniger erkrankten ersten Prämolaren steht;
– die Behandlungsplanung einen besseren Lückenschluß und eine günstigere Okklusion bei Extraktion der zweiten Prämolaren erwarten läßt. Hierbei erweist sich vielfach eine Extraktion der 14 und 24 sowie der 35 und 45 als zweckmäßig.

Vor einer Extraktion anderer Zähne ist stets die Anlage und die Lage der

Keime der zweiten Prämolaren röntgenologisch zu überprüfen. Bei Nichtanlage erfolgt die baldige Entfernung des zweiten Milchmolaren; bei einer Zahnkeimverlagerung kann die Entfernung des Keimes (Risiken der Germektomie besonders im Unterkiefer) erwogen werden. Anderenfalls ist der Keim in seiner Lage zunächst zu belassen und später nach seinem Durchbruch in verlagerter Stellung zu entfernen. Dabei bleibt abzuwägen, inwieweit der Zahnkeim ein Hindernis für den Lückenschluß darstellt.

Die Extraktion der zweiten Prämolaren zur Platzbeschaffung für die Eckzähne macht eine Distalbewegung der ersten Prämolaren mit gleichzeitiger Abstützung der ersten Molaren gegen Mesialkippung erforderlich. Bei der Bewegung der ersten Prämolaren sind okklusale Bewegungshindernisse vorübergehend auszuschalten (Bißsperrung); ferner kann die Ausdehnung der Kieferhöhlen solche Zahnbewegungen erheblich verzögern.

12.2.1.4 Die Extraktion der *ersten Molaren* wird erforderlich, wenn diese durch Karies oder durch Kariesfolgeerkrankungen nicht mehr erhaltungswürdig oder über längere Zeit erhaltungsfähig erscheinen. Bei der Extraktion der ersten Molaren sind zu berücksichtigen:
– Alveoläre transversale und sagittale Wachstumshemmungen (Kreuzbiß; progene Verzahnung; Distalokklusion);
– Verlängerung der Antagonisten bei fehlendem Lückenschluß durch die zweiten Molaren, mit Ausbildung von Gleithindernissen;
– Kippung der zweiten Molaren;
– Ausbildung von Zahnlückenbuchten der Kieferhöhle, die sich beim späteren Lückenschluß störend auswirken können.

Die Extraktion der ersten Molaren macht ebenfalls eine Distalbewegung der ersten und der zweiten Prämolaren zur Platzbeschaffung im Eckzahnraum erforderlich. Hierbei kann die spontane Distal-Wanderungstendenz vor allem der unteren Prämolaren genutzt werden. Dabei werden Drehungen in axialer Richtung oder subgingivale Keimwanderungen der zweiten Prämolaren bis vor die zweiten Molaren beobachtet.

12.2.2 *Die Indikationen zur Extraktionstherapie*
Die folgenden allgemeinen Hinweise zum Anwendungsbereich der Extraktionstherapie können in diesem Rahmen gegeben werden:
Klinischer Befund – Transversale und sagittale Engstände im Frontzahn- und im Seitenzahnbereich mit Okklusionsstörungen; durch Engstände begünstigte Kariesanfälligkeit.
Röntgenbefund – Enge Keimlagen der Eckzähne, der ersten Prämolaren oder der zweiten Prämolaren.

Modellbefund – Transversale Differenzwerte im Bereich der ersten Prämolaren größer als −4 mm; sagittale Länge des Seitenzahnbogens kleiner als 21 mm.

Vor der Anwendung der Extraktionstherapie ist zu berücksichtigen:
- Iatrogener Verlust bleibender, oftmals gesunder Zähne;
- Vorausplanung der Okklusionsentwicklung und des Lückenschlusses anhand der Gebißmodelle;
- wird eine Verbesserung der Kaufunktion durch die Extraktionen langfristig gewährleistet?
- Ist die vorhandene Stellungsanomalie ausschließlich mit Extraktionen bleibender Zähne zu beheben? Welche Alternativlösungen bieten sich an?
- Wieviele Zähne sind zur Einordnung anderer Zähne und wieviele Zähne sind aus Gründen der Symmetrie und der Gesamtokklusion zu entfernen?
- Ist die systematische Extraktionstherapie unbedingt erforderlich oder genügen symptomatische Extraktionen?

12.2.3 *Die Einschränkungen der Extraktionstherapie*

Folgende Kontraindikationen und Beschränkungen der Extraktion bleibender Zähne als Behandlungsmaßnahme sind zu nennen:
- Progener Formenkreis: Extraktionen im Oberkiefer sind möglichst zu vermeiden oder erst nach Extraktionen im Unterkiefer durchzuführen;
- Distale Bißlagen: Extraktionen im Unterkiefer sind möglichst zu vermeiden oder erst nach Extraktionen im Oberkiefer durchzuführen;
- Nichtanlage der seitlichen Schneidezähne;
- Nichtanlage oder Zahnkeimverlagerung der zweiten Prämolaren;
- Nichtanlage oder Zahnkeimverlagerung der Eckzähne;
- Deckbiß: Reduktion der Stützzonen kann eine Biß-Senkung bedeuten. Andererseits ist eine Platzbeschaffung zur Einordnung der Frontzähne (transversal-sagittale Überentwicklung des Oberkiefers) oftmals nur mit Extraktionen herbeizuführen;
- umfangreiche Erkrankung oder Zerstörung der ersten Molaren;
- umfangreiche Erkrankung oder Zerstörung der zweiten Prämolaren.

13.0 DIE ZUSAMMENARBEIT ZWISCHEN KIEFERCHIRURGIE UND KIEFERORTHOPÄDIE

13.1 Die „kleine" Chirurgie

Im Rahmen einer kieferorthopädischen Behandlung können zahlreiche chirurgische Maßnahmen erforderlich werden:
- Extraktionen von Milchzähnen, Milchzahn-Wurzelresten oder erkrankten bleibenden Zähnen;
- Systematische oder symptomatische Extraktionstherapie;
- operative Entfernung überzähliger Zahngebilde;
- operative Entfernung retinierter oder verlagerter Zähne;
- Anschlingung retinierter oder verlagerter Zähne nach deren operativer Freilegung;
- operative Entfernung von Zahnkeimen;
- Lippenbändchen-Exzision u. a.

13.2 Die „großen" kieferorthopädischen Operationen

Die Kieferchirurgie ermöglicht heute eine Behandlung zahlreicher schwerwiegender kieferorthopädischer Erkrankungen:
- als alleinige Therapie bei apparativ nicht zu beeinflussenden Stellungsanomalien;
- in Form zusätzlicher chirurgischer Maßnahmen zur Vorbereitung oder als Abschluß kieferorthopädisch-apparativer Behandlungen;
- mit Korrektur-Operationen nach kieferorthopädischer oder nach kieferchirurgischer Behandlung (Kinn; Zunge).

Eine kieferorthopädisch-chirurgische Behandlung wird beispielsweise bei Progenien, beim Kreuzbiß, beim Deckbiß, bei den Kompressionsanomalien, beim offenen Biß, bei der bialveolären Protrusion oder beim Diastema durchgeführt. Es handelt sich zumeist um abschnittweise Mobilisationen der Alveolarfortsätze oder der Kieferkörper mit anschließender kieferchirurgischer Reposition der Fragmente in kaufunktionell und kosmetisch günstigerer Stellung.

Vor Einleitung der operativen Maßnahmen sind erforderlich:
- Klinische Untersuchung und Modellanalyse der Stellungsanomalie;
- Röntgen-Übersichtsaufnahmen des Gebisses sowie laterale/sagittale Fernröntgenaufnahmen;
- photographische Dokumentation;
- Prüfung der Operationsfähigkeit und der möglichen Ergebnisse bei der

jeweils vorliegenden Stellungsanomalie anhand einer Modelloperation im Artikulator;
- Unterrichtung des Patienten anhand der Planungsunterlagen über den Zweck der Operation, über mögliche Alternativlösungen (Prothetik), über die Operationsrisiken sowie über die jeweilige Rezidivneigung;
- zahntechnische Vorbereitung des Eingriffs mit Herstellung von Operationsplatten oder Gußschienen auf den Modellen der Probeoperation.

Das Operationsalter liegt in der Regel nach dem 18. Lebensjahr, um Rezidive durch erneute Wachstumsschübe zu vermeiden und um nicht durch den operativen Eingriff Wachstumsstörungen (Alteration der Wachstumszonen; narbige Veränderungen) auszulösen.

Durch den chirurgischen Eingriff sind verschiedene Komplikationen möglich, es sind hier zu nennen:
- Infektionen der Weichteile oder der knöchernen Resektionsräume, Abszesse, Fisteln;
- knöcherne Heilungsstörungen, wie Nekrosen, ausbleibende Kallusbildung, Pseudoarthrosen oder eine Ankylose;
- Schädigungen der nervalen Versorgung;
- Schäden an den Zähnen;
- Okklusionsstörungen und Fehlbelastungen der Kiefergelenke.

Die kieferorthopädische Vorbehandlung chirurgisch zu versorgender Stellungsanomalien dient zumeist der Verbesserung der okklusalen Ausgangssituation (Einzelzahnbewegungen). Die kieferorthopädische Nachbehandlung hat die Anpassung der Kaumuskulatur und der Kiefergelenke an die neue kaufunktionelle Lage zum Ziel. Hinzu kommen lokalisierte Zahnbewegungen zur Okklusionsverbesserung sowie Einschleifmaßnahmen. Hierzu werden herausnehmbare oder festsitzende Behandlungsgeräte verwendet; zur funktionellen Umstellung ist der Aktivator geeignet.

13.3 Die kieferorthopädische Behandlung von Kieferfrakturen

13.3.1 *Die Frakturen im Gelenkbereich*

Funktionskieferorthopädische Geräte (Aktivator) sind zur Einstellung der ursprünglichen Okklusion, zur funktionellen Reposition des kurzen Gelenkfragmentes sowie zur funktionellen Umstellung der Kiefergelenke und der Kaumuskulatur in Anpassung an die neue Belastungssituation sehr gut geeignet. Der Aktivator kann dabei als ausschließliches kieferchirurgisch-kieferorthopädisches Behandlungsmittel eingesetzt werden (Abb. 193).

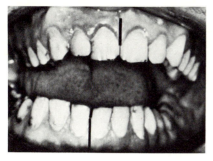

Abb. 193. Die Behandlung der Kiefergelenkfraktur.

Abb. 193 a. *Gelenkfortsatzfraktur rechts mit Ausbildung eines offenen Bisses und einer mandibulären Mittellinienabweichung nach rechts.*

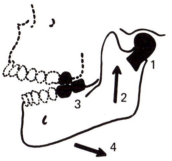

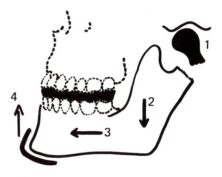

Abb. 193 b. *Gelenkfortsatzfraktur mit Dislokation des Gelenkkopfes (1) und Verlagerung des langen Unterkieferfragmentes um den Molarendrehpunkt (3) durch die Muskelkräfte (2, 4).*

Abb. 193 c. *Behandlung der Gelenkfortsatzfraktur mit dem Aktivator: Entlastung und funktionelle Ausrichtung des Gelenkkopfes (1); Einstellung der ursprünglichen Okklusion, Bißhöhe (2) und Bißlage (3): zur Unterstützung gegebenenfalls Anwendung einer Kopf-Kinn-Kappe (4).*

13.3.2 *Die Frakturen der Alveolarfortsätze und der Kieferkörper*
Bei der Reposition von Dislokationen der Fragmente sowie zum Ausgleich von Okklusionsstörungen kommen Plattengeräte als primäre Behandlungsmittel oder in der Nachbehandlung nach Entfernung der Schienung zum Einsatz.

13.3.3 *Die Nachbehandlung anderer Unfallfolgen*
In diesem Bereich erstrecken sich kieferorthopädische Behandlungsmaßnahmen vor allem auf den Ausgleich von unfallbedingten Störungen der Gebißentwicklung, wie z. B. durch Zahnverluste oder durch Weichteilverletzungen des Gesichtsschädels (Abb. 194). In diesem Zusammenhang ist auch auf die modernen Verfahren der konservierenden Versorgung von Frontzahntraumen hinzuweisen.

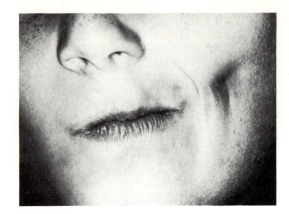

Abb. 194. Zustand nach Pfählungsverletzung der linken Wange mit erheblicher Narbenschrumpfung und Auswirkungen auf die Breitenentwicklung der linken Oberkieferhälfte (Kreuzbiß).

13.4 Die Behandlung von Kiefergelenk-Erkrankungen

Folgende kieferorthopädische Behandlungsmaßnahmen sind zu nennen:
– Arthropathien: Bißhebung/Bißverschiebung sowie Okklusionsverbesserungen zur Entlastung der Kiefergelenke. Hierzu werden der Aktivator oder Aufbißplatten eingesetzt, ferner führt man Einschleifmaßnahmen durch.
– Kieferklemme/Ankylose: Mechanische Behandlung mit vertikalen Dehn- und Spreizapparaturen sowie funktionelle Nachbehandlung.

13.5 Die Behandlung von Kiefer-Gaumen-Spalten

Die Folgen der Lippen-Kiefer-Gaumen-Spalten erstrecken sich im Bereich der Kiefer und der Zähne auf Verformungen und Wachstumshemmungen der Kiefer, Stellungsanomalien der Zähne sowie daraus entstehende Fehlokklusionen (Abb. 195 und 196).
Die Maßnahmen der kieferorthopädischen Behandlung umfassen:
– Ausformung des Säuglingskiefers mit Hilfe extraoral befestigter Plattengeräte;
– Rückverlagerung des Zwischenkiefers in den Oberkieferzahnbogen mit Verbänden oder Plattenapparaturen;
– Plattengeräte zur Abdeckung des Gaumendefektes, als „Stimulationsplatten", als Lückenhalter oder als Retentionsgeräte;
– Überwachung und Steuerung des Zahnwechsels;
– Ausgleich spaltbedingter Stellungsanomalien, wie z. B. Überstellung progener Verzahnungen (unechte Progenie), Einordnung retinierter

Abb. 195 b.

Abb. 195 a.

Abb. 196 a.

Abb. 196 b.

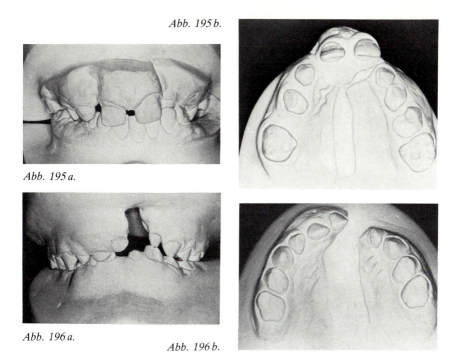

Abb. 195 und 196. Beispiele für Veränderungen der Zahnbögen bei Lippen-Kiefer-Gaumen-Spalten.

oder verlagerter Frontzähne, Lückenschluß bei Nichtanlage oberer seitlicher Schneidezähne, transversale/sagittale Nachentwicklung des Oberkieferzahnbogens, Ausgleichsextraktionen im Unterkiefer, apparative Beeinflussung des Kieferwachstumes (Kinnkappe; Headgear; Gesichtsmaske);
– Kombination kieferorthopädischer Plattengeräte mit temporärem Frontzahnersatz;
– kieferorthopädische Vorbereitung und Nachbehandlung chirurgischer Korrektureingriffe;
– Vorbereitung der definitiven prothetischen Versorgung (z. B. Frontzahnbrücken) durch Stellungsverbesserung einzelner Zähne.

14.0 DIE KIEFERORTHOPÄDISCHE TECHNIK

14.1 Der Aktivator

Wir verwenden den Fixator „Marburger Modell" (Abb. 197) mit Parallelführung und Feststellschrauben zur sicheren Lagefixierung der Arbeitsmodelle in der durch die Konstruktionsbißnahme vorgegebenen Stellung. Neben dem Kunststoffkörper umfaßt der Aktivator folgende Standardbehelfe (Abb. 198):
– Labialbogen im Oberkiefer und im Unterkiefer, 0.9 mm federharter Draht;
– Abstützdorne 0.9 mm federharter Draht, den Zähnen 36 und 46 mesiobukkal anliegend;
– Transversal-Nachstellschraube in der Mittellinie.

Zur Wirkungssteigerung des Gerätes können zusätzliche Führungsdorne (Mesialdorne; Distaldorne) aus federhartem Draht (0.9 mm) oder Federelemente (0.7 mm) angebracht werden.

Der Kunststoffkörper des Gerätes wird nach dem Anwachsen der Drahtelemente auf den Arbeitsmodellen im Fixator direkt aus Autopolymerisat

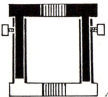

Abb. 197. Der Fixator „Marburger Modell".

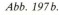
Abb. 197a.

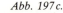
Abb. 197b.

Abb. 197c.

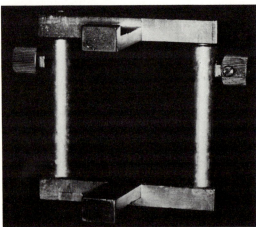

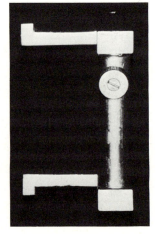

Der Aktivator

Abb. 198, I. Die Behelfe am Aktivator.

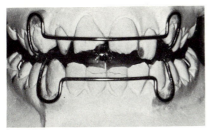

Abb. 198 a. Labialbögen und Haltedorne 36, 46 am Aktivator.

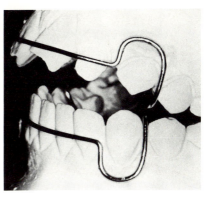

Abb. 198 b. Lagebeziehungen der Labialbogen-Überführungen.

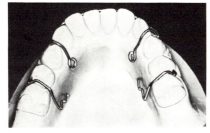

Abb. 198 c. Verankerungsteile des Labialbogens und der Haltedorne.

Abb. 198 d. Einlegen der transversalen Nachstellschraube und Wachsvorbereitungen (Ausblocken der Labialbogen-Überführungen sowie untersichgehender Abschnitte des Unterkiefer-Alveolarfortsatzes).

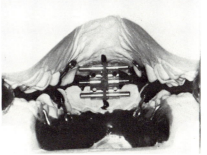

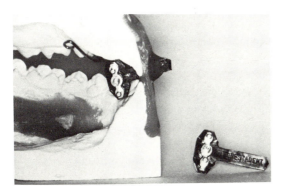

Abb. 198 e. Einlegen der transversalen Nachstellschraube; Zuschneiden der Schraubenhalterung zur Befestigung an der vestibulären Wachsmanschette (vgl. Abb. 199).

Abb. 198, II. Die Behelfe am Aktivator.

Die kieferorthopädische Technik

Abb. 199a. *Abb. 199b.*

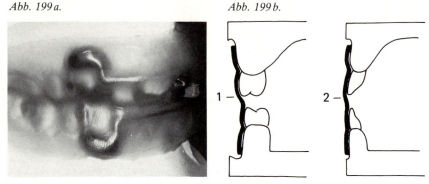

Abb. 199. Das Anlegen der vestibulären Wachsmanschette im Seitenzahnbereich (1–) und im Frontzahnbereich (2–) zur Herstellung einer Hohlform für die direkte Verarbeitung des Autopolymerisates.

Abb. 200b.

Abb. 200a.

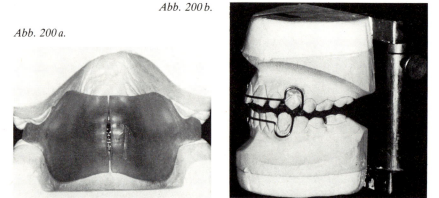

Abb. 200. Die Ausarbeitung des Aktivators.

modelliert. Zum Einbringen des Kunststoffes und zu seiner Formgebung bildet man mit Hilfe einer vestibulären Wachsmanschette (Abb. 199) eine Hohlform. An ihr wird zugleich die Halterung der Nachstellschraube befestigt (vgl. Abb. 198 e).

Die endgültige Formgebung erfolgt durch Nachbearbeitung mit der Fräse (Abb. 200), hierbei ist auf eine möglichst geringe Einengung des Zungenraumes sowie auf die Erhaltung der Paßgenauigkeit an allen Zähnen zu achten.

14.2 Die Plattengeräte

Abhängig vom Behandlungsziel umfassen die Plattengeräte verschiedene Drahtelemente (Abb. 201); diese sind dem Modell so anzupassen, daß

Die Plattengeräte

Abb. 201, I. Die Drahtelemente der Plattengeräte.

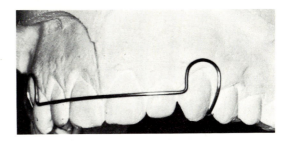

Abb. 201 a. Der Labialbogen.

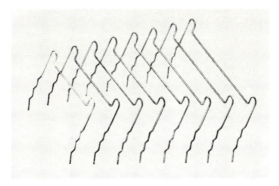

Abb. 201 b. Konfektionierte Labialbögen.

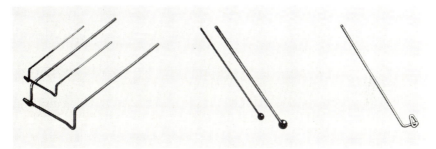

Abb. 201 c. Konfektionierte Klammerelemente.

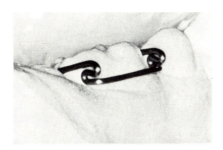

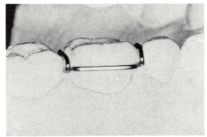

Abb. 201 d. Die Adams-Klammer mit vertikalen Verankerungsschlaufen.

Abb. 201 e. Die Adams-Klammer mit horizontalen Verankerungsschlaufen.

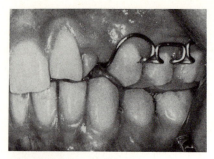

Abb. 201f. Die Pfeilklammer mit mesialer Überführung.

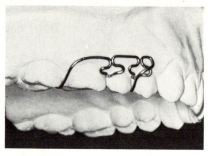

Abb. 201g. Pfeilklammer mit mesialer Rückführung zwischen erstem und zweitem Prämolaren.

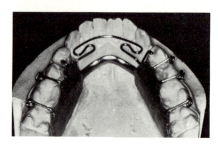

Abb. 201h. Skelettierung des Plattenkörpers durch Sublingualbügel; Protrusionsfederschlaufe: Kauflächenauflagen 34 und 44 als Kippmeider.

Abb. 201, II. Die Drahtelemente der Plattengeräte.

weder die Okklusion (Drahtüberführungen über die Kauflächen) noch vorgesehene Zahnbewegungen behindert werden:
- Labialbogen aus federhartem Draht 0.7 mm mit einer vom Aktivator abweichenden Lage der U-Schlaufen (vgl. Abb. 198);
- Einzelklammern im Seitenzahnbereich in Form von Dreiecksklammern, Ösenklammern, Knopfankern u. a.;
- C-Klammern zur Verankerung des Plattenkörpers, zur Kraftabstützung sowie als Platzhalter;
- Adams-Klammern (federharter Draht 0.7 mm) mit vertikalen oder mit horizontalen Schlaufen als Einzelklammern für die ersten Molaren und einzeln stehende Prämolaren; Verankerung und Kraftübertragung;
- Pfeilklammern (federharter Draht 0.8 mm) als fortlaufende Klammern an Prämolaren/Milchmolaren und den ersten Molaren;
- Federelemente (federharter Draht 0.5 mm–0.7 mm);
- Abstützdorne, Kauflächenauflagen, Gummizug-Widerlager u. a. aus federhartem Draht (0.7 mm – 0.9 mm).

Zur Anfertigung der Drahtelemente können z. T. von verschiedenen Herstellern angebotene maschinell geformte Halbfertigfabrikate Verwendung finden.

Die Kunststoffverarbeitung

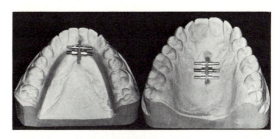

Abb. 202. Das Einlegen der Dehnschrauben an Plattengeräten.

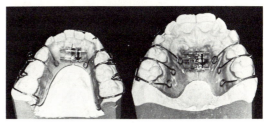

Abb. 203. Die Formgebung der Plattenkörper.

Die aktiven Schrauben werden entsprechend der vorgesehenen Segmentierung mit ihren Halterungen am Modell angewachst oder in einen Modellschlitz eingefügt (Abb. 202).

Transversalschrauben werden im Raum der Prämolaren in der Mittellinie sowie mit der Schraubspindelachse möglichst senkrecht zu den Alveolarfortsätzen und zu den Zahnachsen ausgerichtet. Die Schraubspindel der Sagittalschrauben sollte parallel zu dem zu beeinflussenden Zahnbogenabschnitt liegen, bei Protrusionsschrauben ist die Kraftwirkung möglichst senkrecht zu den Achsen der zu bewegenden Zähne einzustellen. Die Formgebung der Plattenkörper bei Oberkiefer- und Unterkieferplatten wird aus Abb. 203 ersichtlich.

14.3 Die Kunststoffverarbeitung

Auf kieferorthopädischem Gebiet kann die Wachsmodellation des Gerätekörpers mit anschließender Küvetten-Heißpolymerisation heute als überholt bezeichnet werden. Autopolymerisate mit sehr guten Werkstoffeigenschaften und hoher Mundbeständigkeit stehen in großer Zahl zur Verfügung.

Die direkte Verarbeitung der Kaltpolymerisate ohne vorherige Wachsmodellation erfolgt durch Auftragen des angeteigten Kunststoffes auf dem Modell und anschließende Polymerisation im Wasserbad unter Druck; man unterscheidet (Abb. 204 und 205):

Die kieferorthopädische Technik

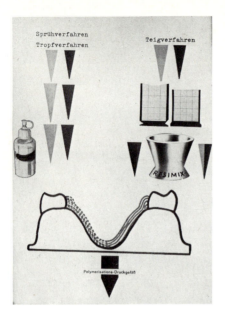

Abb. 204. Die Verfahren der direkten Autopolymerisat-Verarbeitung.

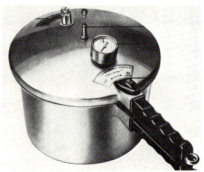 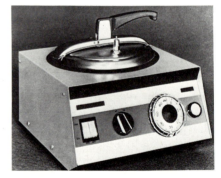

Abb. 205 a. Druckpolymerisationsgefäß („Drucktopf"). *Abb. 205 b. Druckpolymerisationsgerät.*

Abb. 205. Die Geräte zur Kaltpolymerisation des Kunststoffes.

– Die Sprüh- oder Tropfverfahren mit schichtweisem Auftragen von Monomerflüssigkeit und polymerem Pulver;
– die Anteigverfahren mit Aufmodellieren des in fester Dosierung angeteigten Materiales auf dem Arbeitsmodell.

Bei der Kunststoffverarbeitung ist zu beachten:
– Gute Isolierung der Modelle;

– saubere, fett- und wasserfreie Verarbeitung des Autopolymerisates, unter Verwendung von Einmal-Anrühr-Spateln und Silikon-Anrührgefäßen;
– Kühlung des Anrührgefäßes und des Monomer-Vorrates zur Verlängerung der Verarbeitungszeit;
– Vermeidung der Fingerberührung des Kunststoffteiges durch instrumentelles Arbeiten, da Veränderungen der Werkstoffeigenschaften durch Fett- oder Schweißverunreinigung sowie Gefahr der Entstehung eines Kontaktekzemes;
– Polymerisation in frischem, handwarmem (Thermostat-Heizung) Druckgefäß-Wasserbad;
– Ausarbeitung des Werkstückes stets mit Schutzbrille; heiße, scharfkantige oder bei getragenen Geräten mit Keimen kontaminierte Kunststoffsplitter können zu langwierigen Augenverletzungen führen.

14.4 Die Geräteplanung

Jedes Behandlungsgerät ist individuell entsprechend der jeweils vorliegenden Behandlungssituation zu planen, Standardlösungen für alle Behandlungsziele verfehlen vielfach ihren Zweck.

Die Behelfe an den einzelnen Behandlungsgeräten sollten stets so einfach wie möglich und so wirksam wie nötig geplant werden. Dabei erscheint es zweckmäßig, mehrere Behandlungsabschnitte nicht mit einem, mit Behelfen überladenen Gerät, sondern mit mehreren Geräten in Einzelabschnitten durchzuführen.

Die Planung des Behandlungsgerätes hat schließlich die durch die Zähne gegebenen Verankerungswiderstände (Milchzahn – bleibender Zahn; Schneidezahn – Molar) und die durch aktive Elemente (Federn; Schrauben) ausgelösten direkten und reziproken Kräfte zu berücksichtigen.

Zu jedem Planungsvorgang gehört ein Lauf- und Arbeitszettel für den Zahntechniker mit schriftlicher Eintragung/Einzeichnung der vorgesehenen Drahtelemente, der Schrauben und der Formgebung des Kunststoffgerätekörpers. Hinzu kommen die Daten des Patienten, um Verwechslungen der einzelnen Arbeiten zu vermeiden.

14.4.1 *Die Selbstbehinderungen abnehmbarer Behandlungsgeräte*

Diese Planungsfehler bedingen eine Abschwächung oder Aufhebung der in der Behandlungsplanung angestrebten Gerätewirkungen, sie bedeuten Zeitverluste im Behandlungsablauf und können zur Minderung des Behandlungserfolges beitragen. Selbstbehinderungen treten beim Eingliedern des Gerätes, während des Behandlungsablaufes oder ausgelöst durch den Zahnwechsel auf; sie sind durch eine überlegte Vorausplanung des Gesamt-Behandlungsablaufes, durch genaue Einzelplanung der verschiedenen Behandlungsabschnitte sowie durch sorgfältige Verlaufskontrollen vermeidbar.

Der Kunststoffkörper einschließlich der Sägeschnitte, die Klammerelemente sowie die aktiven Drahtelemente können verschiedene Behinderungen auslösen:
– Störung oder Blockierung von Zahnbewegungen;
– Retention durchbrechender Zähne;
– Okklusionsstörungen;
– in Richtung und in der Stärke unzweckmäßige Kraftentwicklung und Zahnbewegungen;
– Auftreten unerwünschter reziproker Kräfte;
– Behinderungen des Patienten;
– unzweckmäßige oder erschwerte Handhabung für den Patienten.

Weitere Störungen des Behandlungsablaufes können durch ungeeignete oder unzweckmäßig verarbeitete Werkstoffe auftreten.

Die Wirkung versprechende Anwendungsdauer der Plattengeräte beträgt etwa 6 Monate, diejenige funktionskieferorthopädischer Geräte etwa 12 Monate. Längere Anwendungszeiten bedeuten durch die verringerte Paßgenauigkeit eine Wirkungsverminderung, gleichbedeutend mit verzögerten Behandlungsfortschritten und verlängerten Behandlungszeiten. Hinzu kommt eine zunehmende Keimbesiedlung der Geräte, die auch bei guter Reinigung durch Geruchsbildung und Verfärbungen vielfach eine zunehmend geringere Anwendung durch den Patienten zur Folge hat.

14.5 Die kieferorthopädischen Situationsmodelle

Die Situationsmodelle (Anschauungsmodelle), denen in der kieferorthopädischen Praxis verschiedene Aufgaben zukommen (Abb. 206), sind aus Hartgips anzufertigen und entsprechend der zum Abdruckzeitpunkt vorliegenden Okklusionssituation einzuschleifen (Abb. 207). Eine saubere Ausarbeitung der Modelle unter größtmöglicher Materialeinsparung (Raumbedarf und Gewichtseinsparung bei der Archivierung) ist zweckmäßig. Neben den Gipsmodellen kann man, vor allem zu Demonstrationszwecken, Situationsmodelle aus Kunststoff oder aus Metall anfertigen (Abb. 208).

Das Anlegen einer Modellsammlung verschiedener Stellungsanomalien in ihren unterschiedlichen Stadien ist zur Information und zur Motivation

Die kieferorthopädischen Situationsmodelle

DIAGNOSTIK

BEHANDLUNGSPLAN

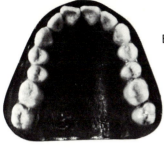

BEGUTACHTUNG

Abb. 206. Die Aufgaben der Gebißmodelle in der Kieferorthopädie.

Abb. 207a. Gipsmodell-Trimmer.

BEHANDLUNGSGERÄT

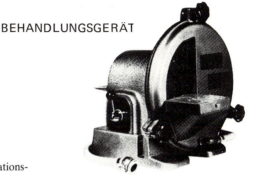

DOKUMENTATION

Anfangs -
Zwischen - Modelle
Abschluß -

Abb. 207, I. Die Herstellung der Situationsmodelle.

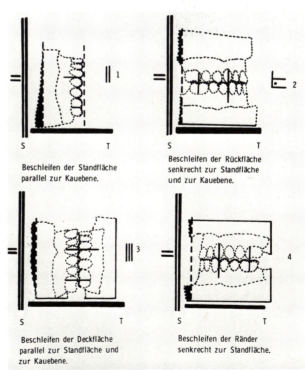

Abb. 207b. Das Beschleifen der Situationsmodelle.

1. Beschleifen der Standfläche parallel zur Kauebene.
2. Beschleifen der Rückfläche senkrecht zur Standfläche und zur Kauebene.
3. Beschleifen der Deckfläche parallel zur Standfläche und zur Kauebene.
4. Beschleifen der Ränder senkrecht zur Standfläche.

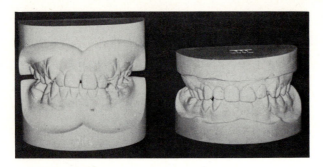

Abb. 207, II. Die Herstellung der Situationsmodelle.

Abb. 207c. Gesockeltes (links) und beschliffenes (rechts) Situationsmodell.

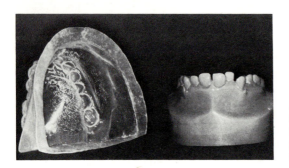

Abb. 208. Tiefgezogene Folie zum Doublieren von Situationsmodellen und zur Anfertigung von Kunststoff-Gebißmodellen.

des Patienten und der Eltern vor Behandlungsbeginn oder bei der Besprechung einzelner Behandlungsabschnitte (Extraktionen) nützlich. Die verschiedenen Behandlungsmethoden sowie die dazu erforderlichen Behandlungsgeräte lassen sich mit solchem Anschauungsmaterial sehr gut demonstrieren; das Informationsangebot der dem Patienten zu zeigenden Bildunterlagen (Bildmappen; Diapositive; u. a.) wird damit erweitert.

14.6 Die Laborhygiene

Der zahntechnische Arbeitsplatz ist grundsätzlich in die Hygienemaßnahmen des Praxisbereiches einzubeziehen. Der Keimverminderung zur Verhütung von Infektionsübertragungen zwischen Sprechzimmer und Labor sowie in umgekehrter Richtung dienen verschiedene Verfahren der Raum- und der Geräte-Desinfektion sowie der Sterilisation.

Vor allem Abdrücke und bereits vom Patienten getragene Behandlungsgeräte (Reparaturen) sind als potentielle Infektionsträger anzusehen, als

Infektionsverteiler im Laborbereich sind die Naßzonen des Gipstisches, des Poliertisches und der Waschbecken zu nennen. Zur Einhaltung der hygienischen Anforderungen sind eine Feststellung der Infektionswege und der Infektionsquellen, die konsequente Durchführung von Keimverminderungsmaßnahmen sowie ebenso konsequente, regelmäßig durchzuführende Kontrollen erforderlich.

14.7 Die Reparaturen und Erweiterungen kieferorthopädischer Behandlungsgeräte

14.7.1 *Die Reparaturen*
Für Reparaturen an herausnehmbaren kieferorthopädischen Behandlungsgeräten kommen folgende Ursachen in Frage:
– Material- oder Verarbeitungsfehler, wie angeschliffene oder angeknickte Drähte, Spannungen in den Drähten oder im Kunststoff, zu zierliche Formgebung der Gerätekörper, unzweckmäßige Drahtstärken;
– unachtsame Handhabung oder eigenmächtige Änderungsversuche durch den Patienten;
– Material-Ermüdungserscheinungen durch den Gebrauch.

14.7.1.1 Die Reparaturen an *Halteelementen* und *aktiven Elementeen* können direkt am Patienten oder indirekt mit Hilfe eines Arbeitsmodelles vorgenommen werden; sie umfassen
– Formänderung gebrochener Drahtteile,
– Lötung der Drahtteile,
– Einlegen neuer Drahtteile.

14.7.1.2 Die Reparaturen an *Dehn-* oder *Nachstellschrauben* erstrecken sich zumeist auf das Einlegen einer neuen Schraube
– bei völlig geöffneter Schraube,
– bei Bruch der Schraubspindel oder der Führungsstifte,
– bei einer durch Korrosion, Zahnstein oder andere Schäden blockierten Schraubspindel,
– bei rücklaufender Schraubspindel (Fertigungsfehler),
– bei Ausbrechen der Schraube aus dem Gerätekörper.

14.7.1.3 Die Reparaturen am *Kunststoffkörper* des Gerätes haben ihre Ursache zumeist in Kunststoffbrüchen infolge
– innerer Spannungen,
– Überlastung beim Gebrauch,
– zu zierlicher Formgebung,

– Belastungsbruch durch Hohlliegen,
– fahrlässiger oder vorsätzlicher Beschädigungen.

Man unterscheidet verschiedene Formen des Kunststoffbruches:
– Rißbildungen;
– komplette glatte Brüche;
– Defektbrüche.

Die Schäden am Kunststoffkörper können durch verschiedene Maßnahmen beseitigt werden:
– Beschleifen von störenden Kanten im Randbereich;
– Antragen von neuem Kunststoff im direkten Verfahren;
– indirekte Reparaturen auf einem Unterguß, auf dem Originalarbeitsmodell oder auf einem gesonderten Reparaturmodell.

14.7.2 *Die Erweiterungen*

Sie umfassen durch den Behandlungsablauf bedingte Umänderungen der Geräte zur Erhaltung ihrer Wirksamkeit.

14.7.2.1 Die Erweiterungen durch *zusätzliche* oder *geänderte Drahtelemente* erfolgen
– durch Anbringung zusätzlicher Halteelemente infolge veränderter Verankerungssituationen (Zahnwechsel),
– durch Austausch von Halteelementen oder von Federelementen zur Anpassung des Gerätes an einen neuen Behandlungsabschnitt,
– durch Anbringung zusätzlicher Federelemente, Dorne, u. a.,
– durch Einbau zusätzlicher oder in anderer Wirkungsrichtung angeordneter Schrauben.

14.7.2.2 Die Erweiterungen des *Kunststoff-Gerätekörpers* umfassen im Rahmen von Umänderungen der Behandlungsgeräte während des Behandlungsablaufes vielseitige Maßnahmen: diese werden im direkten oder im indirekten Verfahren durchgeführt:
– Erweiterungen der Gerätebasis durch Flügel, Sättel, u. ä.:
– Anbringen von Kunststoffeinbissen, Vorbißwällen, frontalen oder seitlichen Aufbissen;
– Unterfütterungen in partieller oder in totaler Ausdehnung zur Anpassung der Basis an Behandlungsfortschritte, an das Kieferwachstum oder an die Zahnstellung zu Beginn der Retentionsphase;
– Ausblocken von Segmentierungssägeschnitten;
– Änderungen der Konstruktionsbißlage mit fortschreitender Bißverschiebung im direkten oder im indirekten Verfahren.

14.7.3 Die Reinigungsmaßnahmen an Behandlungsgeräten

Weiche und festhaftende Beläge, Zahnstein, Niederschläge aus kalkhaltigem Wasser oder aus der täglichen Gerätereinigung mit Zahnpasten bedingen
– eine erschwerte Reinigung des Gerätes durch den Patienten;
– Veränderungen der Paßform des Gerätes;
– Wirkungseinschränkungen von Federelementen oder Schrauben;
– eine erhöhte Kariesgefährdung.

Folgende Reinigungsverfahren sind zu nennen:
– Tägliche häusliche Reinigung durch den Patienten unter Verwendung von Seife und Zahnbürste oder mit speziellen Reinigungstabletten für kieferorthopädische Geräte;
– trockene Aufbewahrung des Gerätes, da eine feuchte Kammer die Keimbesiedelung und die Geruchsbildung fördert;
– die Praxisreinigung des Gerätes in gewissen Zeitabständen durch physikalisch-chemische Maßnahmen (Ultraschall-Bad) oder durch Einlegen in ein Säurebad (einmalige Verwendung) mit anschließender gründlicher Neutralisation und Desinfektion.

Hinzu kommt die Unterrichtung des Patienten über Gerätehygiene zu Behandlungsbeginn sowie eine laufende Überwachung des Gerätezustandes während der Behandlungssitzungen.

15.0 ANHANG

15.1. Die Leistungspositionen der kieferorthopädischen Abrechnung ab 1. Januar 1981

01	Eingehende Untersuchung zur Feststellung von ZMK-Krankheiten einschließlich Beratung
Ä 1	Beratung eines Kranken, auch fernmündlich
Ä 15	Brief ärztlichen Inhaltes
Ä 925	Röntgendiagnostik der Zähne:
a	bis 2 Aufnahmen (Rö 2)
b	bis 5 Aufnahmen (Rö 5)
c	bis 8 Aufnahmen (Rö 8)
d	Status bei mehr als 8 Aufnahmen (Stat)
Ä 928a	Röntgenaufnahme der ganzen Hand
Ä 934a	Fernröntgenaufnahme des Schädels
Ä 935	Teilaufnahmen des Schädels, auch in Spezialprojektionen:
a	eine Aufnahme, z. B. Pan.-Vergrößerungsaufnahme eines Kiefers, Halbseitenaufnahme, Kiefergelenk
b	zwei Aufnahmen
d	Pan.-Schichtaufnahme des Gebisses (Orthopantomogramm), Pan.-Vergrößerungsaufnahmen beider Kiefer, Halbseitenaufnahmen beider Kiefer
5	Aufstellen eines ausführlichen schriftlichen Heil- und Kostenplanes
6	Abdruck eines Kiefers für ein Situationsmodell, auch Teilabdruck oder Bißabdruck einschließlich Auswertung zur Diagnose oder Planung
7	Vorbereitende Maßnahmen (Abdrucknahme, einfache Bißnahme o. dgl.) für das Erstellen von Modellen des Oberkiefers und des Unterkiefers zur diagnostischen Auswertung und Planung einschließlich der Auswertung
116	Profil- oder enface-Photographie mit diagnostischer Auswertung
117	Anwendung von Methoden zur Analyse von Kiefermodellen (dreidimensionale Orientierung, graphische Analyse, Diagramme o. ä.)
118	Zusätzliche Anwendung von Methoden zur Untersuchung des Gesichtsschädels (Kephalometrie, Tomogramme, Myogramme, o. ä.)

Die Leistungspositionen der kieferorthopädischen Abrechnung ab 1. 1. 1981

119 Maßnahmen zur Umformung eines Kiefers einschließlich Retention:
a einfach durchführbar
b mittelschwer durchführbar
c schwierig durchführbar
d besonders schwierig durchführbar
120 Maßnahmen zur Einstellung des Unterkiefers in den Regelbiß in sagittaler oder lateraler Richtung
a einfach durchführbar
b mittelschwer durchführbar
c schwierig durchführbar
d besonders schwierig durchführbar

Die Zuordnung des Schwierigkeitsgrades der Leistungen nach den Positionen 119 und 120 erfolgt nach dem Bema-Bewertungssystem (s. 15.2 und 15.3).

121 Maßnahmen zur Beseitigung von schädlichen Gewohnheiten und Dysfunktionen
122 Kieferorthopädische Verrichtungen als alleinige Leistungen:
a Kontrolle des Behandlungsverlaufes, je Sitzung
b Einschleifen des Gebisses
c vorbereitende Maßnahmen zur Herstellung von KFO-Behandlungsmitteln
d Einfügen von KFO-Behandlungsmitteln
e Maßnahmen zur Wiederherstellung von Behandlungsmitteln

Die Positionen 122a–122d können nicht zusätzlich angesetzt werden, wenn gleichzeitig die Positionen 119 oder 120 zum Ansatz kommen. Diese gelten alle Leistungen ab, die mit der Umformung der Kiefer oder der Bißverschiebung im Zusammenhang stehen.

123 Maßnahmen zur Verhütung von Folgen vorzeitigen Zahnverlustes
a Offenhalten einer Lücke
b Konturbandfüllung
124 Beseitigung des Diastemas nach vorherigem chirurgischem Eingriff
125 Maßnahmen zur Einordnung eines verlagerten Zahnes nach chirurgischer Freilegung als alleinige Leistung
126 Eingliedern eines Bandes oder andere gleichwertige Leistung, je Zahn

OK im Oberkiefer
UK im Unterkiefer
127 Eingliedern eines Bogens
  a Teilbogen
  b intra-extraorale Verankerung (Headgear)
  c ungeteilter Bogen (alle Zahngruppen)
128 Entfernen eines Bandes, je Zahn

8   Vitalitätsprüfung (ViPr)
10 Behandlung überempfindlicher Zahnflächen (üZ)
11 Exkavieren und provisorischer Verschluß einer Kavität als alleinige Leistung (pV)
12 Besondere Maßnahmen beim Präparieren oder Füllen (Separieren, Beseitigen störenden Zahnfleisches, Anlegen von Spanngummi) (bMF)
39 Oberflächenanästhesie (o)
61 Lösen des Lippenbändchens (Dia)
63 Freilegen eines retinierten oder verlagerten Zahnes zur orthopädischen Einstellung (Fl)
64 Germektomie (Germ)
105 Lokale medikamentöse Behandlung der Gingiva (Mu)
106 Beseitigen scharfer Zahnkanten o. ä. (sK)
107 Entfernen harter Zahnbeläge (Zst)

15.2 Bema-Bewertungssystem 119 (je Kiefer)

Zahl der bewegten Zähne	1 – 2 –1–	1 Zahngruppe –2–	alle Zahngruppen –3–
Größe der Bewegung (mm)	1 – 2 –1–	3 – 5 –3–	mehr als 5 –5–
Art/Richtung der Bewegung	kippend günstig –1–	kippend ungünstig –5–	körperlich –10–
Verankerung	einfach –1–	mittelschwer –3–	schwierig –10–

Reaktionsweise	sehr günstig	gut	ungünstig
....	–1–	–4–	–10–

Die Summe der Punkte ergibt den Bewertungsgrad der vorgesehenen Umformung je Kiefer:

5– 7 Punkte = 119 a;   11–15 Punkte = 119 c;
8–10 Punkte = 119 b;   16 und mehr Punkte = 119 d.

15.3 Bema-Bewertungssystem 120

Größe der Bißverlagerung	1 – 2 mm	½ Pb	über ½ Pb bis 1 Pb
....	–1–	–3–	–5–

Lokalisation	einseitig	—	beiderseitig
....	–1–	—	–3–

Richtung der vorgesehenen Bißverschiebung	mesial	lateral	distal
....	–1–	–2–	–3–

Reaktionsweise	günstig	gut	ungünstig
....	–1–	–5–	–10–

Die Summe der Punkte ergibt den Bewertungsgrad der vorgesehenen Bißverschiebung:

4– 8 Punkte = 120 a;   11–12 Punkte = 120 c;
9–10 Punkte = 120 b;   13 und mehr Punkte = 120 d.

15.4 Kieferorthopädische Planungs- und Abrechnungsvordrucke

Anlage 1:   KFO-Behandlungsplan ab 1. 1. 81; Vorderseite und Rückseite.
Anlage 2:   Berechtigungsschein für KFO-Behandlung.
Anlage 3:   KFO-Verlängerungsantrag ab 1. 1. 81; Vorderseite und Rückseite.

Anhang

Anlage 1 (Vorderseite).

D. Stellungnahme des Gutachters (falls angefordert)

I. Für die Kostenregelung empfehle ich,

von der Aufstellung unter B. auszugehen, ☐

von anderen Grundlagen auszugehen, ☐

und zwar von folgenden Gebührennummern _____

_____

_____

II. Material- und Laboratoriumskosten sind m.E.

angemessen ☐

nicht angemessen ☐

III. Begründung (falls Angaben des Zahnarztes nicht gefolgt wird)

_____

_____

_____

_____

_____

_____

_____   _____   _____
(Datum)   (Stempel des Gutachters)   (Unterschrift des Gutachters)

Anlage 1 (Rückseite).

AOK	BKK	IKK	LKK	VdAK	AEV	BuKn	Nr. der Krankenkasse	M	F	R
Kasse:										

Berechtigungsschein für Kfo-Behandlung

Quartal ___ /19___

Nr. der KZV ______ Lfd. Nr.

Name, Vorname des Mitgliedes | geb. am | Mitgliedsnummer

Name, Vorname des Patienten | geb. am

Anschrift

Beginn der Behandlung ______________________

Entsprechende Abschlagszahlungen/bei Verlängerung zusätzlich „V" ankreuzen

1	2	3	4	5	6	7	8	9	10	11	12	V

Genehmigte Leistungen nach Nrn. 119 / 120 lt. Behandlungsplan / Verlängerungsantrag

vom ______________

Alt-Fall	Leer-Quartal	OK 119 a	OK 119 b	OK 119 c	OK 119 d	UK 119 a	UK 119 b	UK 119 c	UK 119 d	120 a	120 b	120 c	120 d
99	00	01	02	03	04	05	06	07	08	09	10	11	12

A1	O1	Ä15	Ä925 a	Ä925 b	Ä925 c	Ä925 d	Ä928 a	Ä934 a	Ä934 b	Ä935 a	Ä935 b	Ä935 c	Ä935 d	5	6	7	12	116	117	118	121
13	14	15	16	17	18	19	20	21	22	23	24	25	26	27	28	29	30	31	32	33	34

122a	122b	122c	122d	122e	123a	123b	124	125	126	127a	127b	127c	128
35	36	37	38	39	40	41	42	43	44	45	46	47	48

Sonstiges

Datum Ä 1 ____________ Datum O 1 ____________

Ende der Behandlung ____________

Befund (Nur ausfüllen bei Abrechnung der Nr. 01)

18	17	16	15	14	13	12	11	21	22	23	24	25	26	27	28
			55	54	53	52	51	61	62	63	64	65			
			85	84	83	82	81	71	72	73	74	75			
48	47	46	45	44	43	42	41	31	32	33	34	35	36	37	38

kariöse Defekte = c Zst* ☐ Mu* ☐

fehlende Zähne = f Sonst. Befund (z. B. Fistel)

zerstörte Zähne = z ______________

* Zutreffendes ankreuzen

Material- und Laborkosten

Fremdlabor (Rechnung beigefügt) ______________ DM

Zahnarzt-Labor (Spezifikation beigefügt) ______________ DM

insgesamt: ______________ DM

Abrechnungsstempel des Zahnarztes

Anlage 2.

| AOK | BKK | IKK | LKK | VdAK | AEV | BuKn |

Kasse:

Kieferorthopädischer Verlängerungsantrag

| Name, Vorname des Mitgliedes | geb. am | Mitgliedsnummer |

| Name, Vorname des Patienten | geb. am |

| Anschrift | Arbeitgeber (Name/Nr.) |

A. Die Behandlung wurde im Quartal _____ begonnen. Ab 17. Behandlungsvierteljahr *
(= Quartal _____) sind weitere Behandlungsmaßnahmen für voraussichtlich _____ Quartale erforderlich.

* Quartale in denen keine Behandlung stattgefunden hat, dürfen nicht mitgezählt werden.

Begründung: ☐ verzögerter Zahnwechsel
☐ verzögerte Reaktion
☐ schwierige, umfangreiche Behandlung
☐ unzureichende Mitarbeit des Patienten
ergänzende Erläuterungen bzw. Sonstiges

_____
_____
_____
_____
_____
_____

B. Maßnahmen:

Zutreffendes ankreuzen; falls eine Leistung mehrmals vorgesehen ist, Zahl angeben.
Schwierigkeitsgrade der Nr. 119, 120 neu ermitteln.

DIAGNOSTIK	Ä 925 a	b	c	d	Ä 928 a	b	Ä 934 a	b	Ä 935 a	b	c	d	6	7	116	117	118	Sonstiges

BEHANDLUNG	OK 119 a	b	c	d	UK 119 a	b	c	d	120 a	b	c	d	126 OK	UK	127 a	b	c	128

Geschätzte Material- und Laboratoriumskosten DM _____

C. Entscheidung der Krankenkasse

Anspruch besteht * ab Quartal _____

| M |
| F |
| R |

(Praxisstempel)

Datum _____ Unterschrift des Zahnarztes _____

Datum _____ Stempel der Krankenkasse und Unterschrift _____

* Der Anspruch auf die Leistungen entfällt mit dem Zeitpunkt, in dem die Voraussetzungen, die zu der Bewilligung geführt haben, nicht mehr erfüllt sind.

(Datum)   (Stempel des Gutachters)   (Unterschrift des Gutachters)

Anlage 3 (Vorderseite).

Anhang

D. Stellungnahme des Gutachters (falls angefordert)

I. Dem Verlängerungsantrag wird zugestimmt ☐

Dem Verlängerungsantrag wird mit folgenden Abweichungen zugestimmt ☐

_____
_____

Dem Verlängerungsantrag wird nicht zugestimmt ☐

Begründung: _____
_____
_____

II. Für die Kostenregelung empfehle ich,

von der Aufstellung unter B. auszugehen, ☐

von anderen Grundlagen auszugehen, ☐

und zwar von folgenden Gebührennummern _____
_____

Begründung: _____
_____
_____
_____
_____

III. Material- und Laboratoriumskosten sind m.E.

angemessen ☐

nicht angemessen ☐

Anlage 3 (Rückseite).

15.5 Gebißgesundheitliches Informationsmaterial

Gebißgesundheitliches Informationsmaterial wird von verschiedenen Stellen z. T. kostenlos abgegeben. Es handelt sich dabei um Merkblätter, Broschüren und Aufklärungsschriften, Plakate, Kalender, Aufkleber, Bildbücher für Kinder, Basistexte und Lernprogramme für den Schulgebrauch, Diapositiv-Serien, Zahnpflegebeutel u. a. An Vertriebsadressen sind zu nennen („Zahnärztl. Mitteilungen" 22/1980):
– Verein für Zahnhygiene, 6100 Darmstadt
– Landesarbeitsgemeinschaft zur Förderung der Jugendzahnpflege in Niedersachsen, 3000 Hannover
– Verlag W. Kohlhammer, 7000 Stuttgart
– Bundesverband der Deutschen Zahnärzte, Kassenzahnärztliche Bundesvereinigung, 5000 Köln 41
– Freier Verband Deutscher Zahnärzte, Service-Abteilung, 5300 Bonn-Bad Godesberg
– ‚Quintessenz'-Verlags-GmbH, 1000 Berlin 42
– Deutsche Angestellten-Krankenkasse, 2000 Hamburg 1
– Verlag L. Blanvalet, 1000 Berlin 39
– Verlag Otto Maier, 7980 Ravensburg
– Mapa GmbH (Nuk) 2148 Zeven
– Barmer Ersatzkasse, 5600 Wuppertal-Barmen 2
– Verlag Scholz-Mainz, 8520 Erlangen
– Kassenzahnärztliche Vereinigung Hessen, 6000 Frankfurt 71
– Blend-a-med-Forschung, 6500 Mainz
– Zyma-Blaes AG, 8000 München 70
– Hessische Arbeitsgemeinschaft für Gesundheitserziehung, 3550 Marburg
– K. Gruß, Prophylaxe-Dienst, 5603 Wülfrath
– Vademecum Barnängen, 5040 Frechen
– Zahnärztlicher Fach-Verlag, 4690 Herne
– Vereinigte Getreidewirtsch. Marktforschung, 5300 Bonn 2
– Kassenzahnärztliche Vereinigung Bayern, 8000 München 2
– INKOM-Verlags-GmbH, 6200 Wiesbaden 1
– Techniker-Krankenkasse, 2000 Hamburg 70
– Kaufm. Krankenkasse, 3000 Hannover
– Informationskreis Mundhygiene und Ernährungsverhalten (IME), 6000 Frankfurt 1

16.0 WEITERFÜHRENDE LITERATUR

Abjean, J. u. J. M. Korbendau, Okklusion. Quintessenz, Berlin–Chicago–Rio de Janeiro–Tokio 1979.

Adams, C. P., The design and construction of removable orthodontic appliances 4. edition. J. Wright & Sons Ltd., Bristol 1970.

Andresen, V., K. Häupl u. L. Petrik, Funktionskieferorthopädie, 6. Auflage. Barth, München 1957.

Angle, E. H., Die Okklusionsanomalien der Zähne, 2. Auflage. Meusser, Berlin 1913.

Ascher, F., Praktische Kieferorthopädie. Urban & Schwarzenberg, München–Berlin–Wien 1968.

Begg, P. R., Begg orthodontic theory and technique. W. B. Saunders Company, Philadelphia–London 1965.

Bilciurescu, A., Extraorale Kräfte in der Kieferorthopädie. Inter-Unitek, München 1976.

Bimler, H. P., Hinweise zur Handhabung der Gebißformer. Beiträge zur Stomatopädie. Bimler Laboratorien KG, Wiesbaden 1967.

Bredy, E., J. Reichel, Zahnextraktionen in der Kieferorthopädie, 2. Auflage. Bart, Leipzig 1977.

Dental-Report 1980/II, Impaktierte Zähne / Okklusale Artikulation. Medica, Stuttgart–Wien–Zürich–Amsterdam 1980.

Derichsweiler, H., Gaumennahterweiterung. Hanser, München 1956.

Endris, R., Praktische Forensische Odonto-Stomatologie. Kriminalistik, Heidelberg 1979.

Euler, H., Die Anomalien, Fehlbildungen und Verstümmelungen der menschlichen Zähne. Lehmann, München–Berlin 1939.

Fränkel, R., Funktionskieferorthopädie und der Mundvorhof als apparative Basis. VEB Verlag Volk und Gesundheit, Berlin 1967.

Fränkel, R., Technik und Handhabung der Funktionsregler. VEB Verlag Volk und Gesundheit, Berlin 1973.

Garliner, D., Myofunctional Therapy. W. B. Saunders Comp., Philadelphia–London–Toronto 1976.

Graber, T. M., B. F. Swain, Current orthodontic concepts and techniques. W. B. Saunders Company, Philadelphia–London–Toronto 1975.

Graf, H., Rezidivprophylaxe. Barth, Leipzig 1979.

Harndt, E., H. Weyers, Zahn-, Mund- und Kieferheilkunde im Kindesalter. Quintessenz, Berlin 1967.

Hasund, A., Die Bergen-Technik. Univ. Bergen 1975.
Haunfelder, D., L. Hupfauf, W. Ketterl u. G. Schmuth, Praxis der Zahnheilkunde. Band IV – Kieferorthopädie. Urban & Schwarzenberg, München–Wien–Baltimore 1969.
Häupl, K., Kieferorthopädie. Zahnärztlich-studentische Fachbücherei, Band IV. Berlin. Verlagsanstalt, Berlin 1959.
Hein, W. W., v., Mundhygiene – Prophylaxe der Karies und der Parodontalerkrankungen, 2. Auflage. Quintessenz, Berlin–Chicago–Tokio 1980.
Highley, L. B., R. Selmer-Olsen, Introduction to orthodontics. McGraw-Hill Book C. Inc., New York–Toronto–London 1960.
Hinz, R., Die Röntgenaufnahme der Hand. Zahnärztlicher Fachverlag, Herne 1980.
Hinz, R., Die Fotografie in der Zahnheilkunde. Zahnärztlicher Fachverlag, Herne 1980.
Hinz, R., Das Abrechnungs-ABC für die Zahnarzthelferin KFO, 5. Auflage. Zahnärztlicher Fachverlag Herne 1981.
Hinz, R., A. Schumann, Multiband – Grundlagen der Multibandbehandlung Zahnärztl. Fachverlag, Herne 1981.
Hoffmann-Axthelm, W., Die Geschichte der Zahnheilkunde. Quintessenz, Berlin 1973.
Hotz, R., Orthodontie in der täglichen Praxis. Huber, Bern u. Stuttgart 1954.
Hotz, R., Zahnmedizin bei Kindern und Jugendlichen. Thieme, Stuttgart 1976.
Hoxter, E. A., Einführung in die Röntgenaufnahmetechnik. Siemens AG, Erlangen 1975.
Isaacson, K. G., J. K. Williams, An introduction to fixed appliances, J. Wright & Sons Ltd., Bristol 1973.
Jantzen, J., Die Verhütung von Stellungsanomalien, 2. Auflage. Hüthig, Heidelberg 1958.
Jarabak, J. R., Technique and treatment with the lightwire edgewise appliances 2. edition. Mosby, St. Louis 1972.
Klink-Heckmann, U., E. Bredy, Orthopädische Stomatologie. Thieme, Stuttgart 1977.
Korkhaus, G., Moderne orthopädische Therapie, 2. Auflage. Berlin 1932.
Kreter, F. u. H. Pantke, Einführung in die Zahnheilkunde mit Grenzinformationen. Quintessenz, Berlin–Chicago–Rio de Janeiro–Tokio 1979.

Künzel, W., J. Toman, Kinderstomatologie. VEB Verlag Volk und Gesundheit, Berlin 1974.

Lautenbach, E., Strukturen der Kieferknochen. Hüthig, Heidelberg 1979.

Van der Linden, Frans P., G. M. Duterloo u. S. Herman, Die Entwicklung des menschlichen Gebisses – ein Atlas. Quintessenz Verlags-GmbH, Berlin–Chicago–Tokio 1980.

Münch, J., Die zahnärztliche Behandlung des Kindes. Schriften zur Praxis des Zahnarztes, Band 11. Banaschewski, München 1976.

Peters, S., Prophylaxe. Quintessenz, Berlin–Chicago–Rio de Janeiro–Tokio 1978.

Posselt, P., Der Headgear. Zahnärztlicher Fachverlag Herne 1980.

Rakosi, Th., Atlas und Anleitung zur praktischen Fernröntgenanalyse. Hanser, München–Wien 1979.

Reichenbach, E., Kinderzahnheilkunde im Vorschulalter, 2. Auflage. Barth, Leipzig 1973.

Reichenbach, E., H. Köle u. H. Brückl, Chirurgische Kieferorthopädie. Barth, Leipzig 1965.

Renfroe, E. W., Edgewise. Lea & Febiger, Philadelphia 1975.

Rethmann, H., Kieferorthopädisches Repetitorium, 2. Auflage. Hanser, München 1954.

Ruhland, A., Kieferorthopädische Diagnostik. Hanser, München–Wien 1977.

Schmidt, H. F. M., Grundriß der Kinderzahnheilkunde. Hüthig, Heidelberg 1979.

Schmuth, G. P. F., Kieferorthopädie – Grundzüge und Probleme. Thieme, Stuttgart 1973.

Schulze, Ch., Lehrbuch der Kinderorthopädie, Band I und II. Quintessenz, Berlin 1978.

Schwarz, A. M., Lehrgang der Gebißregelung, Band I und II. Urban & Schwarzenberg, Wien–Innsbruck 1953.

Stockfisch, H., Die neuzeitliche kieferorthopädische Praxis, Nachdruck 3. Auflage. Hüthig, Heidelberg 1969.

Stockfisch, H., Fernröntgen-Diagnose, Fernröntgen-Prognose, 2. Auflage. Hüthig, Heidelberg 1980.

Taatz, H., Kieferorthopädische Prophylaxe und Frühbehandlung. Hanser, München–Wien 1976.

Witt, E., M. E. Gehrke, Leitfaden kieferorthopädischer Technik. Quintessenz, Berlin 1981.

Wunderer, H., Kieferorthopädie, 3. Auflage. Hüthig, Heidelberg 1973.

16.1 Regelmäßig erscheinende kieferorthopädische Fachzeitschriften

British Journal of Orthodontics, Longman Group Ltd., Harlow/Essex.
Fortschritte der Kieferorthopädie, Organ der Deutschen Gesellschaft für Kieferorthopädie. Urban & Schwarzenberg, München.
Informationen aus Orthodontie und Kieferorthopädie, Vierteljahreszeitschrift für Kieferorthopädie. Verlag Zahnärztl.-Med. Schrifttum, München.

17.0 REGISTER

Abrechnung 188, 191
Abschlußbefund 162
Abstützdorne 135, 175, 178
Adams-Klammer 124, 178
Aktivator 128, 131, 170, 174
- Behelfe 134
- Distal-Aktivator 132
- Federbügel-Aktivator 133
- Kunststoffkörper 174
- Lippenaktivator 74
- Modifikationen 131
- Nachstellschraube 135
- offener Aktivator 55, 57, 131
- Progenie-Aktivator 132
- Protrusions-Aktivator 132
- Quadranten-Aktivator 132
- sagittale Modifikationen 133
- Sektoren-Aktivator 64, 131
- Siemens-Aktivator 64, 132
- skelettierter Aktivator 131
- transversale Modifikationen 131
- U-Bügel-Aktivator 137
- vertikale Modifikationen 134
- zur schrittweisen Bißlageeinstellung 133
Alastics 142
Analysen, kephalometrische 42
Angle, Klassifizierung 20
Ankerband 145
Anodontie 108
Anomalien, sonstige 22
Anschauungsmaterial 182
Anschauungsmodelle 182
Anschlingung 101 ff.
Anteigverfahren 180
Anwendungsdauer, Geräte 182
Aufbißaufnahme 35 f.
- Fernröntgen-Aufbißaufnahme 36
- Gebißübersicht 35
- partielle 35
- Strahlenbelastung 36
- totale 35
Aufbißbehelfe, frontale 153
- seitliche 153
Ausgleichsextraktion 163
Außenbogen, elastischer 147
Autopolymerisat 176, 179

Band 142
Bandstreifen 142
Bebänderung 142

Befunderhebung, röntgenologische 33
Behandlung, Abschluß 162
- Beginn 50
- Früh-Behandlung 1
- frühzeitige 1
- Spät-Behandlung 1
Behandlungsgeräte, Eingliederung 154, 159
- festsitzende 140
- festsitzende, Wirkung 141
- Erweiterung 186
- Planung 181
- Planungsfehler 181
- Reinigung 187
- Reparaturen 185
- Selbstbehinderung 181
- Wirkungsminderung 181
Behandlungsplan 45, 50 ff., 191
- Erläuterungen 50
- Vordruck 50
Belagentdeckung 10
Bertoni-Platte 121
Bertoni-Schraube 57, 59, 64
Beschleifen, Milchzähne 55, 64, 91
- Modelle 183
Besteck, orthodontisches 26
Beutelspacher-Schraube 121
Bewertungssystem 188 ff.
Bialveoläre Protrusion 21
- Retrusion 21
- - Behandlung 92
- - Entstehung 92
Bionator 67, 77, 137
Biß, frontal offener 78
- iatrogen offener 82
- lutschoffener 78
- lutschoffener, Behandlung 79
- offener 21, 31
- rachitisch offener 80
- seitlich offener 78
- tiefer 32
- traumatisch offener 83
Bißflügel-Aufnahme 34
Bißhebung, unkontrollierte 82
Bißlage 23
- Bestimmung 24
- pathologische 23
Bißlageanomalien 20
Bißnahme 129
Bißsperrung 54, 57, 63, 82, 129, 153
- funktionskieferorthopädische Geräte 153

203

- Plattengeräte 153
Biß-Stützgerät 134
Bogen 141
Brücke, provisorische 88
Bukkalfeder 125

Chirurgische Maßnahmen 169
C-Klammer 124, 136, 178
Coffin-Feder 129
Crozat-Geräte 139

Deckbiß 21
- Behandlung 66
- - operative 67
- Kennzeichen 64 f.
Dehnplatte 119
- anteriore 119
- nach Nord 118
Dentinogenesis imperfecta 112
Diagnose, kieferorthopädische 46
Diastema 21
- Behandlung 115
- echtes 114
- unechtes 114
- Ursachen 114 f.
Differentialdiagnosen 45
Differenzwerte 29
Distal-Aktivator 132
Distalbiß 23, 87
- genuiner 21, 67
- Behandlung 68
- Ursachen 67
Distalfeder 125
Distalokklusion 86
Distalplatte 71, 87, 120
Dokumentation, photographische 45
Doppelbildungen 106
Doppelplatten 64, 128
Dorne 136
Drahtelemente, Platte 177
Dreiecksklammer 125, 178
Druckfeder 125
Druckpelotte 100 f.
Druckpolymerisationsgeräte 180
Drucktopf 180
Dystopie, Zahnkeim 97

Echte Progenie, Behandlung 59
- Diagnose 57
- Kennzeichen 57
- Operationsverfahren 61
- Ursachen 57

Eckzahn-Einordnung 91
Eckzahnhochstand 90
- Platzbeschaffung 91
- Ursachen 90
Einschleifen 52, 57, 81, 90, 163
- Aktivator, sagittal 155
- Aktivator, transversal 155
- Aktivator, vertikal 157
- Aktivator, Zahndrehung 158
- Plattengeräte 158
Einzelzahnschraube 101, 122, 127
Einzelzahnsegment 101
Elastics 142
Elastischer Gebißformer 67, 137
Extensionsbehelfe, extraorale 150
Extraktion 56, 67, 75, 77, 81, 87, 91, 99, 163
- Eckzähne 166
- Molaren, erste 167
- Prämolaren, erste 166
- - zweite 166
- Schneidezähne 166
Extraktionstherapie 72
- Abschnitte 164
- Anwendungen 164, 167
- Einschränkungen 166, 168
- Planung 165
- Zeitpunkt 165
Extraorale Behelfe, Wirkung 149

Fächer-Dehnschraube 119
Federbolzenschraube 101
Federbügel-Aktivator 133
Federbügelplatten 128
Federelemente 100 f., 125, 136, 144, 148, 174, 178
Fernaufnahmetechnik 42
Fernröntgenaufnahme 25, 39, 42, 75, 83
- Fernröntgen-Aufbißaufnahme 35
- laterale 41
- sagittale 41
Fingeraufnahme 43
Fingerdruckübungen 55
Fixator 174
Fluor, Anwendung 11, 142
- Träger 13
Folgen vorzeitiger Zahnverluste 21, 86
Folienfilm 35 ff., 40 f., 43
Folienloser Film 35
Frakturen 85
- Alveolarfortsatz 171
- Kiefergelenk-Frakturen 170

204

– Kieferkörper 171
Frontzahntrauma 84 ff.
Frühbehandlung, Geräte 74
– Indikationen 52
Früherkennung 1
Führungsdorne 174
Funktionsanalyse 162 f.
Funktionskieferorthopädie, Behandlungsgeräte 128
– – Anwendungsdauer 182
– Behandlungssysteme 136
Funktionsregler 77, 136

Gaumennahterweiterung 71
Gaumennahtsprengung 71, 75
Gebiß, bleibendes 5
Gebißbefund, dreidimensionaler 26
Gebißentwicklung 5, 50
– Steuerung 2
Gebißformer, elastischer 67, 137
Gebißmodelle 183
Gebißübersicht 39
Gebrauchsanweisung, Geräte 159
Gelenkübersicht, p. a. – 41
Gesichtsbogen 150
Gesichtsmaske 152
Gipsmodell-Trimmer 183
Gummizüge 123
– intermaxilläre 61, 64, 81
– Widerlager 178

Halbfertigfabrikate 178
Halbseitenprojektion 38
Haltedorne 127
Handaufnahme, Auswertung 43 f.
Handskelett, Röntgenaufnahme 43
Headgear 135
Hebelschwenkschraube 122
Heller-Schraube 120
Holzspatel 74
Hygiene, Geräte 186
– Laborhygiene 184
Hyperdontie 104
Hypodontie 108

Idealbogen 148
Index, Pontscher 26
Infektionsübertragung 184
Information, Patienten- 184, 197
Innenbogen 145
Intraoralfilm 34, 43
Intraoralkassette 35

Inzisale Stufe 33
Istwerte, Sagittal- 29
– Transversal 29

Jugendzahnpflege 13
– Gesetze 16

Kalenderalter 45
Kaltpolymerisate 179
Kassette, flexible 37
– gewölbte 37
Kauflächenauflage 178
Kephalometrische Analyse 42
Kiefergelenk-Erkrankungen 172
Kiefergelenk-Röntgenaufnahmen 41
Kieferklemme-Aktivator 133
Kieferkompressionen 21, 68
Kieferkompression mit entstehender Protrusion, Behandlung 72
– Kennzeichen 72
– operative Behandlung 75
Kieferkompression mit frontalem Engstand, Behandlung 70
– Formen 68
– Ursachen 70
Kieferkompression mit lückiger Protrusion, Behandlung 77
– Kennzeichen 76
– operative Behandlung 77
Kieferübersicht, seitliche 36
Kinderfilm 34
Kinderprothese 87
Kinetor 67, 136 f.
Kinnkappe mit vertikalen Stäben 150
Klammerelemente 178
Klebebrackets 143
Klebetechnik 101, 141, 146
Knopfanker 178
Konstruktionsbißnahme 129
– Durchführung 129
Kompressionsanomalien 21, 68
Kontaktekzem, Kunststoff- 181
Kontrollsitzungen 159
Konturbandfüllung 86
Kopfeinstellgeräte 42
Kopf-Kinn-Kappe 57, 61, 64, 82, 150
Kostenplan 50 f.
Kreuzbiß 21, 30
– alveolärer 62
– Behandlung 64
– bilateraler 63
– frontaler 63

Register

- koronaler 62
- mandibulärer 63
- operative Behandlung 64
- seitlicher 63
- unilateraler 63
- Ursachen 63
- zirkulärer 57, 63
Kunststoffverarbeitung 180 f.

Labialbogen 125, 134, 175, 177
Leistungspositionen, kieferorthopädische 188
Lichtvisierblende 42
Lindblom-Aufnahmen 41
Lingualbogen 145
Lip-Bumper 139
Lippenaktivator 74
Lippen-Kiefer-Gaumen-Spalten 172
Lippenschild 139
Lippenübungen 75, 80
Lokalisation, dreidimensionale 34
Lückenhalter 52, 57, 70, 87, 89, 100, 122
Lückenschluß 112
Lutschen 73, 78
Lutschkörper 78
Lutschprophylaxe 75, 79

Madenschraube 101
Mesialbiß 24, 87
Mesialfeder 125
Mesialokklusion 86
Mesodens 104
Meßpunkte 28
Milchgebiß 5
- Nutzperiode 52
Milchzähne, Beschleifen 55, 64, 91
Milchzahnkrone 86 f.
Milchzahn-Persistenz 108
Milchzahnversorgung 86
Mineralisationsphasen 5
Mißverhältnis zwischen Zahn- und Kiefergröße 21
Mitarbeit des Patienten 160
Mittellinienverschiebung 86 f.
- alveoläre 30
- mandibuläre 30
Modellanalyse 162
Modellauswertung, Meßverfahren 26
Modellvermessung 26, 28
Monobloc nach Robin 128
Multiband-Behandlung 146
- Anwendung 147

Mundatmung 73
Mundhygiene-Center 19
Mundhygiene-Status 12
Mundvorhofplatte 52, 57, 70, 74 f., 80, 136

Nachstellschraube 174
Nasenatmung 70, 75
Neutralbiß 23, 87
Nichtanlage 108
Nonokklusion 30
- vertikale 78, 81

Odontoid 104
Odontom 105
Ösenklammer 125, 178
Offener Biß 21, 31
- durch Entwicklungsstörungen 85
- frontal 78
- iatrogen 82
- lutschoffener 78
- lutschoffener, Behandlung 79
- rachitisch 80
- - Behandlungsmaßnahmen 81
- - Kennzeichen 79
- - operative Behandlung 81
- seitlich 78
- traumatisch 83
Okklusalfilm 35
Okklusion 23
Oligodontie 108
Omega-Kiefer 72
Operationen, kieferorthopädische 169
- Nachbehandlung 170
- Planung 169
- Risiken 170
- Vorbehandlung 169
Orthopantomograph 39

Panex – E 39
Panorama-Schichtaufnahme 37
- Vorteile 39
Panorama-Vergrößerungsaufnahme 37
- Nachteile 37
Panorex 39
Parma-Aufnahmen 41
Patienteninformation 18
Pfeilklammer 124, 178
Photostat 45
Planung, Behandlungsgeräte 181
Planungsunterlagen 25
Plattengeräte 171
- Anwendungsdauer 182

– Kennzeichen 118
Plattenkörper 179
Pontscher Index 26
Posterior-Dehn-Schraube 119
Progenie 21, 61
– Aktivator 132
– echte 57
– Operation 60
– unechte 56
Prophylaxe 1, 3, 86, 99, 197
– Maßnahmen 3
Protrusions-Aktivator 133
Protrusionsbehelfe 67
Protrusionsfeder 125 f.
– gummiarmierte 66
Protrusionsplatte 57, 61, 71, 87, 121
Protrusionsschraube 179

Quadranten-Aktivator 64, 131

Regelbiß 23
Reinigung, Behandlungsgeräte 187
Reparaturen, Drahtelemente 185
– Halteelemente 185
– Kunststoffkörper 185
– Schrauben 185
– Ursachen 185
Retention 86, 145
– Zahn- 93
Retentionsdauer 161
Retentionsphase 161
Retentionsplatte 161
Retention und Verlagerung, Behandlung 99
– Häufigkeit 97
– Spontaneinordnung 99 ff.
– Ursachen 97
– von Zähnen 95
Retentionsbogen, geklebter 148
Rezidiv 161 f.
– Ursachen 162
– Vermeidung 162
Röntgenaufnahmen 162
Röntgen-Gebißübersicht 99
Röntgengeräte, Dentalgeräte 36 f., 41
– Kombinationsgeräte 39
– schaltbare 34, 40, 42
Röntgenübersicht, Nasenräume 40
Röntgenübersichtsaufnahmen 33
Rückhol-Feder 125
Rundbogen 148

Sagittalplatten 120
Sagittalschraube 179

Schädelaufnahme 40
– axiale 40
– laterale 40
– sagittale 40
Schichtaufnahme 37
Schiefe Ebene 54, 57, 138
Schlaufenbogen 148
Schneidezahnbreite 26
Schrauben 127, 179
Schwarzsche Platte 119
Segmentierung 119, 179
Seitenvergleich, Kiefergelenke 40
– Schädelskelett 40
Sektoren-Aktivator 64, 131
Sektorenplatte 64, 100, 120
Selbstnachstellen, Geräte 159
Siemens-Aktivator 64, 132
Situationsmodelle 183
S.I.-Wert 27
Skelettalter 45
Sollwerte, Sagittal- 28
– Transversal- 28
Sonstige Anomalien 21
Spatelübungen 52, 55, 57
Spitzkiefer 72
Sprühverfahren 180
Stat Oralix 38
Status – X 38
Stellungsanomalien, Diagnostik 25
– Einteilung 20
– – nach Angle 20
– – – Korkhaus 21
– sonstige 21
– weitere Klassifikationen 22
Strahlenbelastung 33 f.

Teilbogen 145
Tiefer Biß 32
Transplantation, Zahn- 104
Transposition 93
– Zahn- 97
Transversalplatten 119
Transversal-Sagittal-Platten 121
Transversalschraube 179
Traumatisch offener Biß 83
Tropfenklammer 125
Twistflexbogen 148

U-Bügel-Aktivator 133, 137
Überbiß, frontaler 32
– tiefer 32
Überzahl, Zahn- 21, 104

Register

U-Kiefer 72
- Ursachen 56
Unterzahl, Zahn- 21, 104, 108

Verankerung, reziproke 140
- stationäre 140
Verankerungswiderstand 140
Verblocken 140
Verlagerung 86
- Zahnkeim- 21, 94
Verlaufskontrollen 164
Vermessung, Modell- 26, 30
Verschmelzung 106
Verwachsung 106
Vierkantbogen 148
Vollbebänderung 146
Vorbißplatte 67 f.
Vordehnung 75

Wachsmanschette, vestibuläre 176
Wachstumshemmung 86
Wechselgebiß 52
Wunderer-Aktivator 61, 132

Y-Platte 121

Zahnalter 45
Zahnbeläge 10
Zahnersatz 123
Zahnfilm 34
- Anwendungen 34
- Einzelaufnahme 34
- Status 34
Zahnkeimverlagerung 21, 94

- Röntgendiagnostik 98
Zahnkippung 30
Zahnpflege 9 f., 142, 159, 197
- Hilfsmittel 8
- Informationsmaterial 11
- Motivation 13
- Schadfaktoren 14
Zahnputzuhr 10
Zahnretention 93
Zahn- und Kiefergröße, Mißverhältnis 21
Zahnüberzahl 21, 104
- unechte 108
Zahnunterzahl 21, 104, 108
- Behandlung 110
- echte 108
- unechte 108
Zahnverlust, vorzeitiger 90 f.
- Folgen 21, 86
- Ursachen 86
Zahnwanderung 25, 30, 86 f.
Zahnwechsel 5
- Phasen 6
Zapfenzahn 109
Zieh-Feder 125
Zielaufnahme 34
Zungengitter 80
Zungenlage 78
Zungenschild 75, 80
Zungenverkleinerung 61, 82
Zwangsbiß, progener 53
- Behandlung 54
- Kennzeichen 53
- Ursachen 54
Zwillingsbildung 106
Zwischenfeder 125